D1726199

Hunger- und Sättigungsregulation im Säuglings- und Kindesalter

Ergebnisse einer pädiatrischen Arbeitstagung in Zürich

Herausgegeben von
Kurt Baerlocher und Ursula Wachtel

37 Abbildungen, 11 Tabellen

Georg Thieme Verlag Stuttgart · New York 1987

CIP-Kurztitelaufnahme der Deutschen Bibliothek

Hunger- und Sättigungsregulation im Säuglings- und Kindesalter : Ergebnisse e. Pädiatr. Arbeitstagung in Zürich / hrsg. von Kurt Baerlocher u. Ursula Wachtel. – Stuttgart ; New York : Thieme, 1987.

NE: Baerlocher, Kurt [Hrsg.]; Pädiatrische Arbeitstagung <1983, Zürich>

Wichtiger Hinweis: Medizin als Wissenschaft ist ständig im Fluß. Forschung und klinische Erfahrung erweitern unsere Kenntnisse, insbesondere was Behandlung und medikamentöse Therapie anbelangt. Soweit in diesem Werk eine Dosierung oder eine Applikation erwähnt wird, darf der Leser zwar darauf vertrauen, daß Autoren, Herausgeber und Verlag größte Mühe darauf verwandt haben, daß diese Angabe genau dem **Wissensstand bei Fertigstellung des Werkes** entspricht. Dennoch ist jeder Benutzer aufgefordert, die Beipackzettel der verwendeten Präparate zu prüfen, um in eigener Verantwortung festzustellen, ob die dort gegebene Empfehlung für Dosierungen oder die Beachtung von Kontraindikationen gegenüber der Angabe in diesem Buch abweicht. Das gilt besonders bei selten verwendeten oder neu auf den Markt gebrachten Präparaten und bei denjenigen, die vom Bundesgesundheitsamt (BGA) in ihrer Anwendbarkeit eingeschränkt worden sind.

Geschützte Warennamen (Warenzeichen) werden *nicht* besonders kenntlich gemacht. Aus dem Fehlen eines solchen Hinweises kann also nicht geschlossen werden, daß es sich um einen freien Warennamen handele.

Das Werk, einschließlich aller seiner Teile, ist urheberrechtlich geschützt. Jede Verwertung außerhalb der engen Grenzen des Urheberrechtsgesetzes ist ohne Zustimmung des Verlages unzulässig und strafbar. Das gilt insbesondere für Vervielfältigungen, Übersetzungen, Mikroverfilmungen und die Einspeicherung und Verarbeitung in elektronischen Systemen.

© 1987 Georg Thieme Verlag, Rüdigerstraße 14, D-7000 Stuttgart 30.
Printed in Germany
Druck: Gutmann + Co, Heilbronn

ISBN 3-13-707401-0   1 2 3 4 5 6

Anschriften

Herausgeber

Prof. Dr. K. Baerlocher
Ostschweizerisches Kinderpital
Claudiusstrasse 6, CH-9000 St. Gallen

Dr. Ursula Wachtel
Milupa AG, Bahnstrasse 14-30, D-6382 Friedrichsdorf

Autoren

PD Dr. C. Bachmann   Chemisches Zentrallabor
                             der Universitätskliniken
                             Inselspital

                             CH-3010 Bern

Prof. Dr. K. Baerlocher   Ostschweizerisches Kinderspital
                             Claudiusstrasse 6

                             CH-9000 St. Gallen

Prof. Dr. R. Gitzelmann   Universitäts-Kinderklinik
                             Steinwiesstrasse 75

                             CH-8032 Zürich

Dr. Helen Hochreutener   Ostschweizerisches Kinderspital
                             Claudiusstrasse 6

                             CH-9000 St. Gallen

Dr. J. Hirsig   Universitäts-Kinderklinik
                             Steinwiesstrasse 75

                             CH-8032 Zürich

Dr. U.A. Hunziker   Universitäts-Kinderklinik
                             Steinwiesstrasse 75

                             CH-8032 Zürich

IV

Dr. W. Langhans

Institut für Veterinär-Physiologie
der Universität Zürich
Winterthurer Strasse 260

CH-8057 Zürich

Prof. Dr. C. Leitzmann

Institut für
Ernährungswissenschaft der
Justus-Liebig-Universität
Wilhelmstrasse 20

D-6300 Giessen

Prof. Dr. V. Pudel

Klinikum der
Georg-August-Universität Göttingen
Zentrum 16: Psychologische Medizin
Ernährungspsychologische
Forschungsstelle
von-Siebold-Strasse 5

D-3400 Göttingen

Dr. G. Roth

Institut für
Ernährungswissenschaft der
Justus-Liebig-Universität
Wilhelmstrasse 20

D-6300 Giessen

Prof. Dr. E. Scharrer

Institut für Veterinär-Physiologie
der Universität Zürich
Winterthurer Strasse 260

CH-8057 Zürich

Prof. Dr. R. Schiffter

Krankenhaus am Urban
Neurologische Abteilung
Dieffenbachstrasse 1

D-1000 Berlin 61

Prof. Dr. G. Zoppi

Servizio di Auxologia
Via Valverde 42

I-37122 Verona

Vorwort

Bei einer Arbeitstagung über die Bedeutung der hochmoleku-
laren Kohlenhydrate in der Säuglings- und Kinderernährung,
die 1983 in Zürich stattfand, stellte sich heraus, daß sich
die pädiatrische Literatur kaum mit der Hunger-und Sättigungsregulation im Säuglings-und Kindesalter befasst.
Dieses ist umso erstaunlicher, weil sich gerade der
Pädiater bei der Beratung in Ernährungsfragen häufig mit
"Hunger" und "Sättigung" auseinandersetzen muss. Darüberhinaus wird der Kinderarzt bei der Werbung für Säuglings-
und Kindernahrungen ständig mit Begriffen aus dem Bereich
der Hunger- und Sättigungsregulation konfrontiert, z.B.
"hungerstillend", "anhaltend sättigend", "grosses Sätti-
gungsvermögen" - um nur einige Beispiele zu nennen.

Aus der Einsicht, daß die Kenntnisse über die Hunger- und
Sättigungsregulation bei Säuglingen und Kleinkindern offensichtlich dürftig und nicht ausreichend verbreitet sind,
wurde der Entschluss gefasst, eine Arbeitstagung über diese
Thematik durchzuführen. Die Tagung fand im März 1986 ebenfalls in Zürich statt.

Die komplexen Vorgänge, die Hunger und Sättigung steuern,
werden im deutschsprachigen Raum nur durch vereinzelte
Arbeitsgruppen untersucht, wobei sich Spezialisten, z.B.
Physiologen, Gastroenterologen und Psychologen, jeweils nur
gewisser Teilaspekte annehmen. Die gleiche Feststellung
gilt auch für die Adipositas-und Diabetesforschung. Dagegen
haben sich im anglo-amerikanischen Raum verschiedene
Arbeitsgruppen umfassender mit diesem Thema beschäftigt.

Für die Durchführung unserer Arbeitstagung war es ein
glücklicher Umstand, daß am Institut für Veterinär-Physiologie der Universität Zürich unter der Leitung von Prof.
Dr. E. Scharrer und seinem Mitarbeiter Dr. W. Langhans eine
Arbeitsgruppe tätig ist, die sich mit Hunger- und Sättigungsregulation befasst. Mit Hilfe dieser beiden Wissen-
schaftler war es möglich, ein Tagungsprogramm zusammenzu-
stellen, das in seinem ersten Teil physiologische, intestinale und kephale Aspekte der Hunger- und Sättigungsregulation beleuchtet und in seinem zweiten Teil psychologische
Aspekte sowie pädiatrische Alltagsfragen behandelt.

Einige in der jüngeren Vergangenheit durchgeführte Sympo-
sien zeigen, daß das Thema "Hunger- und Sättigungsregulation" im englischsprachigen Ausland ebenfalls aktuell ist.
Auch die Tatsache, daß ausser den Mitgliedern der Ernäh-
rungskommission der Schweizerischen Gesellschaft für
Pädiatrie deutsche und österreichische Vertreter ihrer
Fachgesellschaften an der Tagung teilnahmen, beweist das
allgemeine Interesse an der Thematik.

Die beiden Tagungsvorsitzenden hoffen, daß die von namhaften Sachkennern verfassten Beiträge des Symposiums sowie dieses Berichtsbandes neue Einblicke in die Regulation von Hunger und Sättigung im Säuglings- und Kindesalter vermitteln. Die Veröffentlichung dieses Berichtsbandes wird auch von dem Wunsch begleitet, daß diese Einblicke sich in der täglichen Arbeit des Kinderarztes in Ernährungsempfehlungen auf gesicherter Grundlage umsetzen mögen. Um ein tieferes Eindringen in die komplexe Materie zu ermöglichen, findet sich im Anschluß an dieses Vorwort weiterführende Literatur.

Der Milupa AG, Friedrichsdorf/BRD und der Milupa S.A./Domdidier gebührt der Dank für die organisatorische und finanzielle Hilfe bei der Durchführung der Tagung sowie für die finanzielle Unterstützung bei der Drucklegung dieses Berichtsbandes.

St. Gallen und Zürich   Prof. Dr. K.Baerlocher
März 1987   Prof. Dr. R. Gitzelmann

Weiterführende Literatur zum Vorwort

Battegay R.
Die Hungerkrankheiten
Verlag Hans Huber, Bern 1982

Novin D., Wyrwicka W., Bray G.A., Eds.
Hunger, Basic Mechanisms and Clinical Implications
Raven Press, New York 1976

Pudel V.
Praxis der Ernährungsberatung
Springer Verlag, Berlin 1985

Schiffter R.
Neurologie des vegetativen Systems
Springer Verlag, Berlin 1985

Schusdziarra V.
Gastrointestinale Hormone und Neuropeptide
Verlag W. Kohlhammer, Stuttgart 1985

Symposiumsbericht:
Neuropeptidergic regulation of food intake
Federation Proceedings 1984, 43 (14)

Symposiumsbericht:
Diet, Gastrointestinal Function and Eating Behaviour:
A Symposium on Food, Nutrition and Health
The Americal Journal of Clinical Nutrition 1985, 42:913-1160

VIII

Inhaltsverzeichnis

REGULATION VON HUNGER UND SÄTTIGUNG –
HISTORISCHE ASPEKTE UND HEUTIGE KONZEPTE

W. Langhans und E. Scharrer, Zürich

Einleitung

Nach dem heutigen Stand des Wissens wird die Nahrungsaufnahme durch das komplexe Zusammenspiel einer ganzen Reihe von Faktoren reguliert:

- Der Geschmack bzw. die Nährstoffzusammensetzung und bei geringer energetischer Dichte auch das Volumen der aufgenommenen Nahrung lösen in der Mundhöhle bzw. im Magen und im Dünndarm Signale aus, die vom Gehirn verarbeitet werden (Abb. 1). Die betreffenden Signale können humoraler oder nervaler Natur sein.

- Neben diesen präabsorptiven, vom Verdauungstrakt ausgehenden Signalen sind auch postabsorptive, metabolische Signale für die Regulation der Nahrungsaufnahme von Bedeutung (Abb. 1). Dabei können resorbierte Nahrungsmetabolite selbst Signalfunktion für das Gehirn haben oder in der Leber ein nerval übermitteltes Signal auslösen.

- Hinzu kommen noch bislang weitgehend unbekannte Signale, die von den Fettdepots als dem wichtigsten Energiespeicher des Organismus ausgehen (Abb. 1).

Alle aus der Peripherie eintreffenden Informationen werden im Gehirn durch eine Vielzahl von Neurotransmittern und Neuropeptiden in Hunger (= Nahrungsaufnahmetrieb) und Sättigung (= Stillung des Nahrungsaufnahmetriebs) bzw. in die entsprechenden Verhaltensweisen "übersetzt". Dabei scheinen Hunger und Sättigung nicht durch grundsätzlich unterschiedliche Hunger- bzw. Sättigungssignale, sondern vielmehr durch Veränderungen in der Intensität derselben peripheren Signale determiniert zu werden. Die betreffenden prä- und postabsorptiven Signale, Beispiele für deren Zusammenspiel, sowie die an der Integration dieser Signale beteiligten Hirnareale sollen im folgenden kurz vorgestellt werden.

Abb. 1: Ursprung prä- und postabsorptiver Signale bei der
        Regulation der Nahrungsaufnahme

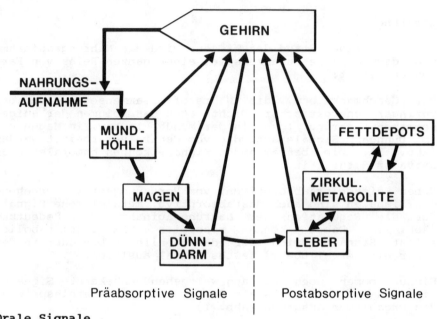

Präabsorptive Signale   Postabsorptive Signale

Orale Signale

Orale Signale, die den Verzehr beeinflussen, sind nervaler
Natur und gehen vor allem von Geschmacksrezeptoren aus. Im
Verlauf einer Mahlzeit kommt es dabei zu einer Abnahme der
Schmackhaftigkeit der betreffenden Nahrung (54). Aristoteles
war vermutlich der erste, der diese mit der Nahrungsaufnahme
einhergehende Modulation der Geschmacksempfindung vor mehr
als 2000 Jahren beschrieb. In einer seiner Schriften heißt es
sinngemäß "...der Geschmack von Speisen erscheint uns angenehm, wenn wir hungrig sind; der Geschmack derselben Speisen
erscheint uns weniger angenehm, wenn wir satt sind...". Experimentell untersucht wurde diese Beobachtung jedoch erst in
den letzten 15 Jahren (5, 15, 53, 54). Die unmittelbare Folge
der abnehmenden Schmackhaftigkeit von Speisen im Verlauf
einer Mahlzeit ist, daß die Aufnahme der betreffenden Speisen
gehemmt wird. Da dieser Effekt spezifisch für den Geschmack
der betreffenden Speisen ist, spricht man in diesem Zusammenhang auch von "geschmacksspezifischer Sättigung" (53, 54).
Als Resultat der geschmacksspezifischen Sättigung nimmt die
Größe der Mahlzeit bei Mensch (54) und Ratte (53) erheblich
zu, wenn innerhalb einer Mahlzeit mehrere verschiedene anstelle einer einzigen Speise angeboten werden (53, 54). Dieser sogenannte Dessert-Effekt ist offenbar nicht auf einzelne
Mahlzeiten beschränkt. Ratten werden nämlich unweigerlich
fett, wenn ihnen anstelle einer Labordiät kontinuierlich ver-

schiedene wohlschmeckende Nahrungsmittel zur Auswahl angeboten werden (58). Die Vermutung liegt nahe, daß ähnliche Faktoren auch bei manchen Formen der Obesitas des Menschen ursächlich beteiligt sein könnten (58).

Gastrale Signale

Die erste systematische Theorie über das Zustandekommen von Hunger und Sättigung wurde von dem berühmten amerikanischen Physiologen Walter Cannon am Beginn dieses Jahrhunderts entwickelt (7). Nach seiner Theorie sollten die am leeren Magen zu beobachtenden starken Kontraktionen (Hungerkontraktionen) Hunger auslösen. Das Sistieren der Hungerkontraktionen im Verlauf der Nahrungsaufnahme sollte dagegen Sättigung bewirken. Inzwischen ist bekannt, daß die Hungerkontraktionen des Magens für das Zustandekommen von Hunger und Sättigung relativ bedeutungslos sind (56). Dennoch spielen gastrale Signale bei der Regulation der Nahrungsaufnahme eine wichtige Rolle. Bereits um 1800 beobachtete der Arzt Jakob Helm, daß eine von ihm behandelte Frau mit einer Magenfistel 36 Stunden lang keinen Hunger verspürte, wenn er ihr alle 4 Stunden geringe Mengen von Nahrung direkt in den Magen applizierte (30). Seit dieser, gelegentlich als erstes Experiment in der Geschichte der Medizin zitierten Beobachtung, wurde wiederholt gezeigt, daß intragastrale Infusionen von Nährstoffen die Nahrungsaufnahme, speziell die Größe der Mahlzeit, reduzieren (11, 56, 63). Die Drainage von Nahrung aus dem Magen während einer Mahlzeit führte hingegen zu einer kompensatorischen Zunahme der Mahlzeitgröße (12). Intragastrale Nährstoffinfusionen reduzierten die Nahrungsaufnahme auch dann, wenn der Pylorus durch eine Manschette verschlossen war und eine Druckerhöhung im Magenlumen durch ein Ventil verhindert wurde (11). Dies zeigt, daß die Anwesenheit von Nahrung im Magen ein Sättigungssignal auslöst, das von der Magendehnung weitgehend unabhängig ist. Da intragastrale Nährstoffinfusionen den Verzehr auch bei denerviertem Magen reduzieren (33), scheint das betreffende Signal humoraler Natur zu sein. Möglicherweise handelt es sich dabei um das vor allem im Magen gebildete Peptid Bombesin (20). In niedrigen Dosen am Beginn einer Mahlzeit injiziert, bewirkte Bombesin eine drastische Reduktion von Mahlzeitgröße und -dauer (20). Bombesin reduzierte den Verzehr auch, wenn es in die lateralen Hirnventrikel appliziert wurde (20). Es erfüllt damit wichtige Kriterien für ein humorales Sättigungssignal. Der Beweis, daß endogenes Bombesin unter physiologischen Bedingungen am Zustandekommen der Sättigung beteiligt ist, steht jedoch noch aus.

Zumindest bei geringer energetischer Dichte der Nahrung scheint auch die Dehnung der Magenwand ein gastrales Feedback-Signal auszulösen (11, 27). Eine stärkere Dehnung des Magens mittels eines aufblasbaren Ballons oder mittels der Infusion nicht nährstoffhaltiger Lösungen führte bei Hunden zu einer Verkleinerung der Mahlzeit (27). Ratten, bei denen nach einer Kondensmilchmahlzeit ein Teil des Mageninhaltes

wieder abgesaugt wurde, kompensierten innerhalb der folgenden
30 Min. das entfernte Volumen durch Mehraufnahme von Kondens-
milch nahezu exakt (8).

Bezüglich der Ontogenese von Hunger und Sättigung ist interessant, daß bereits an 6 Tage alten Ratten bei verschlossenem
Pylorus eine volumetrische Kompensation für intragastral in-
fundierte oder aus dem Magen entfernte Milch nachweisbar
ist (22). Der Füllungszustand des Magens spielt demnach für
die Nahrungsaufnahmeregulation bei Neugeborenen eine sehr
wichtige Rolle (22). Daneben steuern den Verzehr bei Neugeborenen offenbar nur noch Stimuli, die mit dem Wasserhaushalt
zusammenhängen (22). Andere Faktoren scheinen die Nahrungsaufnahme hingegen erst beim Verzehr fester Nahrung (bei der
Ratte ab der 4. Lebenswoche) zu beeinflussen (22).

Intestinale Signale

In einer ganzen Reihe von Experimenten reduzierten Nährstoffinfusionen in den Dünndarm beim Versuchstier die Nahrungsaufnahme (56, 64). Entsprechende Infusionen in die Blutbahn hatten demgegenüber häufig keinen verzehrsreduzierenden Effekt
(56). Nach abdominaler Vagotomie war der Sättigungseffekt von
Nährstoffinfusionen in den Dünndarm weniger ausgeprägt (51).
Andererseits führte die Entfernung der aus dem Magen in den
Dünndarm gelangten Digesta bei Rhesusaffen zu einer Verdoppelung der Nahrungsaufnahme (19). Dies spricht für die Existenz einer intestinalen Feedback-Meldung, die über afferente
Vagusfasern ans Gehirn übermittelt wird. Bei den zugehörigen
Chemorezeptoren im Dünndarm handelt es sich offenbar um sub-
epithelial endende marklose Nervenfasern, die auf eine Per-
fusion des Darmlumens mit glucose- oder aminosäurehaltigen
Lösungen mit einer Zunahme der Aktionspotentialfrequenzen in
afferenten Vagusfasern reagieren (44). Ein weiteres Feedback-
Signal nervaler Natur geht offenbar von intestinalen Osmorezeptoren aus. So reduzierte die intraduodenale Infusion
kleiner Volumina einer hypertonen Kochsalz-Lösung bei
Schweinen die Größe der darauffolgenden Mahlzeit ebenso wie
die Infusion einer vergleichbaren Glucoselösung (25). Der im
Verlauf einer Mahlzeit zu beobachtende Anstieg der Osmolari-
tät des Dünndarminhaltes (25) spricht für die physiologische
Bedeutung des von intestinalen Osmorezeptoren ausgehenden
Feedback-Signals.

Außer den nervalen scheinen vom Dünndarm zusätzlich hormonale
Feedback-Signale, in Form von Gastrointestinalhormonen, aus-
zugehen. Cholecystokinin (CCK) beispielsweise, das die Sekretion des exokrinen Pankreas und die Gallenblasenentleerung
steuert, reduziert die Nahrungsaufnahme, insbesondere die
Mahlzeitgröße bei einer ganzen Reihe von Tierarten (20, 56)
sowie beim Menschen (31). Die intraperitoneale Injektion
spezifischer, gegen CCK gerichteter Antikörper oder die
aktive Immunisierung von Ratten gegen CCK führte hingegen zu
einer Verzehrssteigerung (43). Dies ist ein wichtiges Indiz

für die Beteiligung von endogenem CCK am Zustandekommen der Sättigung. Mehr Details zum Sättigungseffekt von CCK und weiteren Intestinalhormonen finden sich in dem Beitrag von H. Hochreutener und K. Baerlocher (S. 39).

Glucostatische Signale

Da die Nahrungsaufnahme in die Regulation des Energiegleichgewichts des Organismus integriert ist, liegt die Vermutung nahe, daß postabsorptive metabolische Signale an der Regulation der Nahrungsaufnahme beteiligt sind. In diesem Zusammenhang wurde während der letzten 35 Jahre nahezu sämtlichen energieliefernden Nährstoffen Signalfunktion zugeschrieben (40, 42, 45, 67). Am bekanntesten ist diesbezüglich wohl die sogenannte glucostatische Theorie der Verzehrsregulation, die von Jean Mayer Anfang der 50er Jahre formuliert wurde (42). Nach dieser Theorie sollen Fluktuationen in der Glucose-Utilisationsrate hypothalamischer und möglicherweise auch peripherer Glucoserezeptoren für das Zustandekommen von Hunger und Sättigung verantwortlich sein. Eine hohe Glucose-Utilisationsrate dieser Rezeptoren soll Sättigung, eine niedrige dagegen Hunger bewirken (42). Außer im Hypothalamus wurden inzwischen auch in anderen Hirnarealen mittels direkter, iontophoretischer Applikation von Glucose glucosesensitive Neurone nachgewiesen (47). Hierzu kommen intestinale (44) und hepatische (46) Glucoserezeptoren, so daß man heute von einem ganzen "Netzwerk" glucosesensitiver Neurone spricht (47).

Es ist jedoch nach wie vor umstritten, ob glucostatische Signale am Zustandekommen von Hunger und Sättigung beteiligt sind. Einerseits steigt die Glucose-Utilisationsrate im Verlauf einer Mahlzeit tatsächlich an (62) und es gibt Hinweise darauf, daß eine erhöhte Glucose-Utilisationsrate unter bestimmten Bedingungen Sättigung induziert (4). Andererseits bewirkte die parentale Applikation von Glucose oft keine Verzehrsdepression (56). Eine Hemmung der Glucose-Verstoffwechselung mittels der parenteralen Applikation von Glucose-Antimetaboliten wie 2-Desoxy-Glucose führte im allgemeinen zu einer Verzehrsteigerung (59). Dabei scheint es sich allerdings um einen unphysiologischen Effekt (60) zu handeln. In neueren Untersuchungen, in denen bei ad libitum gefütterten Ratten die Blutglucosekonzentration über einen Herzkatheter kontinuierlich registriert wurde, wurde schließlich gefunden, daß jeder Mahlzeit ein kurzfristiges Absinken des Blutglucosespiegels vorausgeht (6, 40). Wurde dieses durch entsprechend dosierte Glucoseinfusionen verhindert, wurde für mindestens 2 Stunden keine Mahlzeit aufgenommen (6). Diese Ergebnisse sprechen für eine zumindest partielle Gültigkeit der glucostatischen Theorie.

Energostatische Signale

Selbst ein so wichtiger Metabolit wie Glucose ist wohl kaum in allen Situationen ein verläßlicher Indikator für den Energiestatus des Organismus. Um 1970 fand David Booth, daß die intragastrale Applikation einer ganzen Reihe unterschiedlicher energieliefernder Substrate, einschließlich Glucose, bei Ratten den Verzehr reduziert (3). Dieser Effekt trat auch dann auf, wenn die Tiere das Futter erst nach der Resorption der applizierten Substanzen erhielten (3). Ferner entsprach das energetische Äquivalent des Minderverzehrs in etwa dem Energiegehalt der jeweils applizierten Lösung (3). Booth schloß aus diesen Ergebnissen, daß ein aus der Energiegewinnung aus sämtlichen energieliefernden Substraten gemeinsamer Faktor die Nahrungsaufnahme beeinflußt (3).

Das betreffende energostatische Feedback-Signal ist nach dem heutigen Stand der Forschung die Oxidationsrate von verfügbaren energieliefernden Substraten (14, 34, 35, 57). Eine gesteigerte Oxidationsrate bewirkt dabei offenbar Sättigung, eine erniedrigte dagegen Hunger (14, 34, 35, 57). Bei ad libitum gefütterten Ratten sind Beginn und Ende von spontanen Mahlzeiten tatsächlich mit einem Abfall bzw. Anstieg der Stoffwechselrate korreliert (14).

Die Oxidation energieliefernder Substrate kann entweder von Chemorezeptoren im Gehirn registriert (14) oder in der Leber in ein nervales Signal umgewandelt werden (35). Mehrere Befunde sprechen für die Bedeutung der letztgenannten Möglichkeit: Die subkutane Injektion unterschiedlicher Metabolite führt bei Ratten zu einer Verzehrsdepression, die wahrscheinlich auf der Oxidation der applizierten Substanzen beruht (34, 35). Nach Durchtrennung des hepatischen Vagusastes trat diese Verzehrsdepression nicht auf (35). Auch die mit einer Hemmung der Fettsäurenoxidation bei Ratten einhergehende Steigerung der Futteraufnahme (57) war bei vagotomierten Ratten wesentlich geringer als bei scheinvagotomierten Kontrollratten (37). Die betreffenden energostatischen Feedback-Signale sind demnach offenbar hepatischen Ursprungs. Weitere interessante Befunde bezüglich der Entstehung energostatischer Feedback-Signale in der Leber werden in einem anderen Beitrag zu dieser Tagung von W. Langhans und E. Scharrer erläutert (S. 60).

Lipostatische Signale

Das Körpergewicht erwachsener Individuen wird bei Mensch und Tier über lange Zeit relativ konstant gehalten. Wird das Körpergewicht experimentell verändert, so resultieren daraus kompensatorische Veränderungen in der Nahrungsaufnahme. Beispielsweise führt längerer partieller Futterentzug bei der Ratte, der mit einer Körpergewichtsabnahme einhergeht, anschließend zu einer vorübergehenden kompensatorischen Hyperphagie (13, 56, 65). Umgekehrt bewirkt eine durch Zwangsfüt-

terung oder Insulininjektionen induzierte Körpergewichtszunahme im Anschluß an die Behandlung eine kompensatorische
Hypophagie (13, 17, 56). Veränderungen des Körpergewichts erwachsener Individuen beruhen in erster Linie auf Veränderungen in der Größe der Fettdepots (29). Die kompensatorischen
Veränderungen in der Nahrungsaufnahme als Folge von experimentell induziertem Unter- bzw. Übergewicht sind demnach
offenbar Ausdruck einer lipostatischen Kontrolle des Verzehrs (29).

Nach der ursprünglichen Vorstellung sollen dabei Metabolite,
deren Plasmakonzentration die Größe der Fettdepots widerspie-
gelt, als lipostatische Feedback-Signale wirken (29). Tatsächlich konnte gezeigt werden, daß während der kompensatorischen Hypophagie die Plasmakonzentrationen von Metaboliten
des Fettstoffwechsels, z. B. von Glycerin, freien Fettsäuren
und Ketonkörpern, aber auch von Glucose, erhöht sind (17).
Während der kompensatorischen Hyperphagie waren die Plasmakonzentrationen der betreffenden Metabolite dagegen erniedrigt (65). Metabolite des Fettstoffwechsels könnten somit
als lipostatische Feedback-Signale fungieren, zumal die parenterale Verabreichung dieser Metabolite in vielen Experimenten den Verzehr reduzierte (34, 35, 67). Lipostatische
Feedback-Signale könnten demnach ebenfalls energostatische
Signale sein. Es werden jedoch auch andere Faktoren als lipostatische Feedback-Signale in Betracht gezogen (9, 16, 68).
Es muß daher festgestellt werden, daß zwar bezüglich der Existenz einer lipostatischen Komponente der Nahrungsaufnahmeregulation kaum ein Zweifel besteht, daß Art und Wirkungswei-
se der lipostatischen Feedback-Signale aber noch nicht end-
gültig geklärt sind.

Zusammenspiel peripherer Signale

Aus den bisherigen Ausführungen geht klar hervor, daß es
d a s Hunger- oder Sättigungssignal nicht gibt, sondern daß
die Regulation der Nahrungsaufnahme sehr komplex ist. Dies
unterstreicht die Bedeutung des Zusammenspiels der daran beteiligten Faktoren, das nachfolgend anhand einiger Beispiele
dargestellt werden soll.

Geschmackstimuli lösen nicht nur orale Feedback-Signale aus,
sondern tragen bekanntlich auch zu einer reflektorischen
Freisetzung der pankreatischen Inselzellhormone Insulin und
Glucagon bei (2, 10, 49). Die Sekretion beider Hormone wird
zusätzlich durch Gastrointestinalhormone im Rahmen der sogenannten enteroinsularen Achse stimuliert (2, 49). Sowohl Insulin als auch Glucagon beeinflussen die Nahrungsaufnahme,
vermutlich indem sie über ihre Stoffwechselwirkungen postabsorptive Signale auslösen. Dabei scheint Insulin im allgemeinen zu einer Steigerung, Glucagon hingegen zu einer Hemmung
des Verzehrs zu führen (18, 38). Gastrale, intestinale und
möglicherweise auch postabsorptive Feedback-Signale wirken
stärker, wenn sie mit oralen Stimuli einhergehen (15).

Deutsch fand sogar, daß Ratten die Entfernung von Mageninhalt nur dann durch Mehrverzehr in der nachfolgenden Mahlzeit kompensierten, wenn ihnen der Geschmack der betreffenden Nahrung bekannt war (12). Möglicherweise müssen gastrointestinale und metabolische Signale erst mit einem bestimmten Geschmack assoziiert werden, um optimal zu wirken. Demnach ist Sättigung offenbar zum Teil ein konditionierter Reflex (12, 66). Dies gilt im übrigen auch für den Hunger (66).

Sowohl die gastralen als auch die intestinalen Feedback-Signale werden von der Magenentleerungsgeschwindigkeit beeinflußt. In dem Beitrag von C. Leitzmann zu dieser Tagung wird dargestellt, wie die Magenentleerung selbst wiederum durch die Nahrungszusammensetzung moduliert wird (S. 18). Dabei scheinen auch vom Duodenum ausgehende humorale (z. B. CCK) und nervale (von intestinalen Osmo- und Chemorezeptoren ausgehende) Signale, die selbst eine Feedback-Funktion auf den Verzehr haben, eine Rolle zu spielen (26). Zusätzlich wird die Magenentleerung offenbar noch über einen hepatogastralen Reflex vom Energiestoffwechsel in der Leber beeinflußt (55).

Interessant für das Zusammenspiel unterschiedlicher peripherer Signale bei der Regulation der Nahrungsaufnahme ist ferner, daß intragastrale Nährstoffinfusionen und parenterale CCK-oder Bombesin-Applikationen im allgemeinen zu verkleinerten Mahlzeiten führen (56), während die Hemmung der Verstoffwechselung von Glucose oder Fettsäuren die Mahlzeitenfrequenz erhöhte (14, 36). Demnach determinieren präabsorptive Signale offenbar vor allem das Ende einer Mahlzeit, während postabsorptive Signale eher die Dauer der Sättigung nach einer Mahlzeit und damit die Mahlzeitfrequenz zu bestimmen scheinen. Dies ist in Abb. 2 schematisch dargestellt.

Abb. 2: Zusammenspiel prä- und postabsorptiver Signale beim Zustandekommen von Hunger und Sättigung

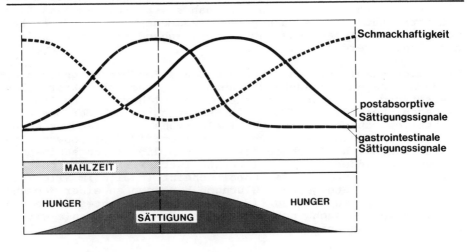

Zentralnervensystem und Verzehrsregulation

Da die neuronale Regulation von Hunger und Sättigung in dem
Beitrag von R. Schiffter (S. 75) detailliert dargestellt
wird, soll an dieser Stelle nur kurz auf die in diesem Zusammenhang bedeutsamen Areale des Gehirns eingegangen werden.
Vor mehr als 40 Jahren wurde erstmals gezeigt, daß gezielte
Läsionen im ventromedialen Hypothalamus (VMH) bei Versuchs-
tieren Hyperphagie und Fettsucht hervorrufen (24), während
Läsionen im ventrolateralen Hypothalamus (LH) eine vorübergehende Aphagie und Gewichtsverlust zur Folge hatten (1). Die
elektrische Stimulierung dieser Areale führte dagegen zu um-
gekehrten Effekten (21). Aufgrund dieser und anderer Befunde
wurde dem hypothalamischen Nucleus ventromedialis (Abb. 3)
lange Zeit die Funktion eines Sättigungszentrums, dem Nucleus
ventrolateralis (Abb. 3) dagegen die Funktion eines Hunger-
zentrums zugeschrieben (61). Obwohl niemand die übergeordnete
integrative Funktion des Hypothalamus bei der Regulation der
Nahrungsaufnahme in Frage stellt, gilt jedoch diese einfache
Vorstellung heutzutage als widerlegt.

Durch Läsionen im Bereich des LH scheint in erster Linie der
"Sollwert" des Körpergewichtes erniedrigt zu werden. Die in
diesem Fall bei Ratten zu beobachtende vorübergehende Hypophagie lässt sich nämlich durch vorherige Reduzierung des
Körpergewichtes verhindern (50). Darüberhinaus sind Ratten
nach Läsionen im LH normometabolisch in Bezug auf ihr erniedrigtes Körpergewicht (28) und verteidigen dieses gegenüber
experimentellen Manipulationen, ähnlich wie Tiere ohne Läsionen, durch kompensatorische Veränderungen in der Nahrungsaufnahme (28, 50).

Auch die Hyperphagie nach Läsionen im VMH tritt offenbar nur
so lange auf, bis ein bestimmtes, höheres Körpergewicht erreicht ist (29, 48). Das erhöhte Körpergewicht ist jedoch
nicht so stabil wie das erniedrigte Körpergewicht nach Läsionen im LH (28). Es wird deshalb heutzutage angenommen, daß
Hyperphagie und Körpergewichtszunahme nach Läsionen im VMH
das Resultat mehrerer, unterschiedlicher Verhaltens- und
Stoffwechselstörungen sind (28). Darüberhinaus wird bei
Läsionen im VMH auch das sog. ventrale noradrenerge Bündel
geschädigt, das vom Mittelhirn zum Nucleus paraventricularis
(Abb. 3) im vorderen medialen Hypothalamus verläuft. Läsionen
im Bereich dieses Nervenfaserbündels, die nicht im Bereich
des VMH lokalisiert sind, oder eine Ausschaltung des Nuceus
paraventricularis bewirken beim Versuchstier ebenfalls
Hyperphagie und Fettsucht (21, 39). Dies spricht für eine
wichtige Funktion des hypothalamischen Nucleus paraventricularis bei der Regulation der Nahrungsaufnahme.

Auch weiter kaudal gelegene Areale des Gehirns sind nach heu-
tiger Auffassung für die Nahrungsaufnahmeregulation von Bedeutung. Die Informationsübertragung von gastralen, intestinalen und hepatischen Chemorezeptoren zum Hypothalamus erfolgt zu einem großen Teil über afferente Vagusfasern über

den Nucleus tractus solitarii (Abb. 3) der Medulla oblongata sowie den Nucleus parabrachialis (Abb. 3) in der Pons (23, 47).

Auch Geschmacksafferenzen werden im Nucleus tractus solitarii, der zusätzlich noch metabolische Rezeptoren beherbergt (23, 47), und im Nucleus paraventricularis umgeschaltet (47). Enge nervale Verbindungen bestehen auch zwischen dem Nucleus tractus solitarii und der Area postrema, über deren Chemorezeptoren Erbrechen ausgelöst werden kann (32). Ratten mit Läsionen im Bereich der Area postrema und des Nucleus tractus solitarii sind hypophag, reagieren aber verstärkt auf Geschmackstimuli (52). Die bereits in der Medulla oblongata beginnende Konvergenz aller aus der Peripherie eintreffenden Informationen liefert nach heutigem Wissen eine wichtige Voraussetzung für das Zusammenspiel von oralen, gastrointestinalen und metabolischen Signalen bei der Regulation der Nahrungsaufnahme.

Abb. 3: Zentralnervensystem und Regulation der Nahrungsaufnahme

---

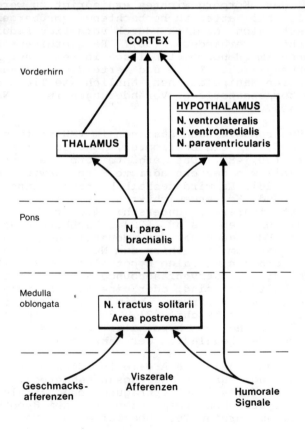

Anschrift der Verfasser

Dr. W. Langhans und Prof. Dr. E. Scharrer
Institut für Veterinär-Physiologie
der Universität Zürich
Winterthurer Straße 260

CH-8057 Zürich

Literatur

1. Anand BK, Brobeck JR.
    Hypothalamic control of food intake.
    Yale J Biol Med 1951;24:123-140.

2. Berthoud HR.
    The relative contribution of the nervous system,
    hormones, and metabolites to the total insulin response
    during a meal in the rat.
    Metabolism 1984;33:18-25.

3. Booth DA.
    Postabsorptively induced suppression of appetite and the
    energostatic control of feeding.
    Physiol Behav 1972;9:199-202.

4. Booth DA, Jarman SP.
    Inhibition of food intake in the rat following complete
    absorption of glucose delivered into the stomach,
    intestine or liver.
    J Physiol 1976;259:501-522.

5. Cabanac M.
    Physiological role of pleasure.
    Science 1971;173:1103-1107.

6. Campfield LA, Smith FJ, Brandon P.
    Partial blockade of pre-meal decline in blood glucose
    delays feeding.
    Napa CA Oktober 7-9 1984; Abstract, presented at "The
    neural and metabolic bases of feeding".

7. Cannon WB, Washburn AL.
    An explanation of hunger.
    Am J Physiol 1912;29:441-454.

8. Davis JD, Campbell CS.
    Peripheral control of meal size in the rat: Effect of
    sham feeding on meal size and drinking rate.
    J Comp Physiol Psychol 1973;83:379-387.

9. De Castro JM, Paullin SK, De Lugas GM.
    Insulin and glucagon as determinants of body weight set
    point and microregulation in rats.
    J Comp Physiol Psychol 1978;92:571-579.

10. De Jong A, Strubbe JH, Steffens AB.
    Hypothalamic influence on insulin and glucagon release in
    the rat.
    Am J Physiol 1977;233:E380-E388.

11. Deutsch JA, Young WG, Kalogeris J.
    The stomach signals satiety.
    Science 1978;201:165-167.

12. Deutsch JA.
    The role of the stomach in eating.
    Am J Clin Nutr 1985;42:1040-1043.

13. Egli G, Langhans W, Scharrer E.
    Selective hepatic vagotomy does not prevent compensatory
    feeding in response to body weight changes.
    J Auton Nerv Syst 1986;15:45-53.

14. Even P, Nicolaidis S.
    Spontaneous and 2DG induced metabolic changes and
    feeding: the ischymetric hypothesis.
    Brain Res Bull 1985;15:429-435.

15. Fantino M.
    Role of sensory input in the control of food intake.
    J Auton Nerv Syst 1984;10:347-358.

16. Faust IM.
    Role of the fat cell in energy balance physiology.
    In: Eating and its disorders, edited by Stunkard AJ and
    Stellar E.
    New York, Raven Press 1984;97-107.

17. Geary N, Grötschel H, Scharrer E.
    Blood metabolites and feeding during post-insulin
    hypophagia.
    Am J Physiol 1982;243:R304-R311.

18. Geary N, Smith GP.
    Pancreatic glucagon and postprandial satiety in the rat.
    Physiol Behav 1982;28:313-322.

19. Gibbs J, Maddison SP, Rolls ET.
    Satiety role of the small intestine examined in
    sham-feeding rhesus monkey.
    J Comp Physiol Psychol 1981;95:1003-1015.

20. Gibbs J, Smith GP.
    The neuroendocrinology of postprandial satiety.
    Frontiers in Neuroendocrinology 1984;8:223-245.

21. Grossman SP.
    Role of the hypothalamus in the regulation of food and
    water intake.
    Psychol Rev 1975;82:200-224.

22. Hall WG.
    What we know and dont know about the development of
    independant ingestion in rats.
    Appetite 1985;6:333-356.

23. Hermann GE, Rogers RC.
    Convergence of vagal and gustatory afferent input within
    the parabrachial nucleus of the rat.
    J Auton Nerv Syst 1985;13:1-17.

24. Hetherington AW, Ranson SW.
    Hypothalamic lesions and adiposity in the rat.
    Anat Rec 1940;78:149-172.

25. Houpt TR.
    Controls of feeding in pigs.
    J Anim Sci 1984;59:1345-1353.

26. Hunt JN, Knox MT.
    Regulation of gastric emptying.
    In: Handbook of physiology, Sect. 6: Alimentary canal,
    Vol. IV: Motility.
    Washington, Am Physiol Soc 1968;1917-1936.

27. Janowitz HD, Grossmann MI.
    Some factors affecting the food intake of normal dogs and
    dogs with esophagostomy and gastric fistula.
    Am J Physiol 1949;159:143-148.

28. Keesey RE, Corbett SW.
    Metabolic defense of body weight set-point.
    In: Eating and its disorders, edited by Stunkard AJ and
    Stellar E.
    New York, Raven Press 1984;87-96.

29. Kennedy GC.
    The role of depot fat in the hypothalamic control of food
    intake in the rat.
    London, Proc Roy Soc 1953;140B:578-592.

30. Kisch B.
    Jacob Helms observations and experiments on human
    digestion.
    J Hist Med 1954;9:311-328.

31. Kissileff HR, Pi-Sunyer FX, Thornton J, Smith GP.
    Cholecystokinin-octapeptide (CCK-8) decreases food intake
    in man.
    Am J Clin Nutr 1981;34:154-160.

32. Kott JN, Ganfield CL, Kenney NJ.
    Area postrema/Nucleus of the solitary tract ablations.
    Analysis of the effects of hypophagia.
    Physiol Behav 1984;32:429-435.

33. Kraly FS, Gibbs J.
    Vagotomy fails to block the satieting effect of food in
    the stomach.
    Physiol Behav 1980;24:1007-1010.

34. Langhans W, Damaske U, Scharrer E.
    Different metabolites might reduce food intake by the
    mitochondrial generation of reducing equivalents.
    Appetite 1985;6:143-152.

35. Langhans W, Egli E, Scharrer E.
    Regulation of food intake by hepatic oxidative
    metabolism.
    Brain Res Bull 1985;15:425-428.

36. Langhans W, Scharrer E.
    Role of fatty acid oxidation in control of meal pattern.
    Behav Neural Biol; im Druck.

37. Langhans W, Scharrer E.
    Evidence for a vagally mediated satiety signal derived
    from hepatic fatty acid oxidation.
    J Auton Nerv Syst; im Druck.

38. Larue-Achagiotis C, Le Magnen J.
    Effect of long-term insulin on body weight and food
    intake: intravenous versus intraperitoneal routes.
    Appetite 1985;6:319-329.

39. Leibowitz SF, Hammer NJ, Chang K.
    Hypothalamic paraventricular lesions produce overeating
    and obesity in the rat.
    Physiol Behav 1981;27:1031-1040.

40. Le Magnen J, Devos M, Gaudilliere JP, Louis-Sylvestre J,
    Tallon S.
    Role of a lipostatic mechanism in regulation by feeding
    of energy balance in rats.
    J Comp Physiol Psychol 1973;84:1-23.

41. Louis-Sylvestre J, Le Magnen J.
    A fall in blood glucose level precedes meal onset in
    free-feeding rats.
    Neurosci Biobehav Rev 1980;4:Suppl.1:13-15.

42. Mayer J.
    Glucostatic mechanism of regulation of food intake.
    New Engl J Med 1953;249:13-16.

43. McLaughlin CL, Baile CA, Bounomo FC.
    Effect of CCK antibodies on food intake and weight gain
    in Zucker rats.
    Physiol Behav 1985;34:277-282.

44. Mei N.
    Intestinal chemosensitivity.
    Physiol Rev 1985;65:211-237.

45. Mellinkoff S, Frankland S, Boyle D, Greipel M.
    Relationship between serum amino acid concentration and
    fluctuations in appetite.
    J Appl Physiol 1956;8:535-538.

46. Niijima A.
Afferent impulse discharges from glucoreceptors in the liver of the guinea pig.
Ann NY Acad Sci 1969;157:690-700.

47. Oomura Y, Yoshimatsu H.
Neural network of glucose monitoring system.
J Auton Nerv Syst 1984;10:359-372.

48. Panksepp J.
Is satiety mediated by the ventromedial hypothalamus?
Physiol Behav 1971;7:381-384.

49. Pek SB, Spangler RS.
Hormones in the control of glucagon secretion.
In: Glucagon II.
PL Lefèbvre Ed.
Berlin, Springer 1983;99-111.

50. Powley TL, Kessey RE.
Relationship of body weight to the lateral hypothalamic feeding syndrome.
J Comp Physiol Psychol 1970;70:25-36.

51. Rezek M, Novin D.
Duodenal nutrient infusion: effects on feeding in intact and vagotomized rabbits.
J Nutr 1976;106:812-820.

52. Ritter RC, Edwards GL.
Area postrema lesions cause overconsumption of palatable foods but not calories.
Physiol Behav 1984;32:923-927.

53. Rolls BJ, Van Duijvenvoorde PM, Rowe EA.
Variety in the diet enhances intake in a meal and contributes to the development of obesity in the rat.
Physiol Behav 1983;31:21-27.

54. Rolls BJ, Van Duijvenvoordee PM, Rolls ET
Pleasentness changes and food intake in a varied four-course meal.
Appetite 1984;5:337-348.

55. Sakaguchi T, Shimojo E.
Inhibition of gastric motility induced by hepatic portal injections of D-glucose and its anomers.
London, J Physiol 1984;351:573-581.

56. Scharrer E.
Der Sättigungsmechanismus.
Z. Ernährungswiss. 1984;23:241-254.

57. Scharrer E, Langhans W.
Control of food intake by fatty acid oxidation.
Am J Physiol 1986;250:R1003-R1006.

58. Sclafani A, Springer D.
    Dietary obesity in adult rats: similarities to
    hypothalamic and human obesity syndromes.
    Physiol Behav 1976;17:461-471.

59. Smith GP, Epstein AN.
    Increased feeding in response to decreased glucose
    utilization in the rat and monkey.
    Am J Physiol 1969;217:1083-1087.

60. Smith GP, Gibbs J, Strohmayer AJ, Stokes PE.
    Threshold doses of 2-deoxy-D-glucose for hyperglycemia
    and feeding in rats and monkeys.
    Am J Physiol 1972;222:77-81.

61. Stellar E.
    The physiology of motivation.
    Psychol Rev 1954;61:5-22.

62. Strubbe JH, Steffens AB.
    Blood glucose levels in portal and peripheral circulation
    and their relation to food intake in the rat.
    Physiol Behav 1977;19:303-307.

63. Thomas DW, Mayer J.
    Meal taking and regulation of food intake by normal and
    hypothalamic hyperphagic rats.
    J Comp Physiol Psychol 1968;66:642-653.

64. VanderWeele DA, Novin D, Rezek M, Sanderson JD.
    Duodenal or hepatic-portal glucose perfusion: Evidence
    for duodenally-based satiety.
    Physiol Behav 1974;12:467-473.

65. Walks D, Lavan M, Presta E, Young MU, Björntorp P.
    Refeeding after fasting in the rat: effects of dietary
    induced obesity on energy balance regulation.
    Am J Clin Nutr 1983;37:387-395.

66. Weingarten HP.
    Stimulus control of eating: Implications for a two-factor
    theory of hunger.
    Appetite 1985;6:387-401.

67. Wirtshafter D, Davis JD.
    Body weight: Reduction by long-term glycerol treatment.
    Science 1977;198:1271-1273.

68. Woods SC, Porte Jr D.
    Insulin and the set-point regulation of body weight.
    In: Hunger: Basic mechanisms and clinical implication.
    Novin D, Wyrwicka W, Bray G, Eds.
    New York, Raven Press 1976;273-280.

EINFLUSS VON NAHRUNGSBESTANDTEILEN UND MAGENENTLEERUNG AUF DIE HUNGER- UND SÄTTIGUNGSREGULATION

C. Leitzmann und G. Roth, Giessen

Einleitung

Für die wichtigste Funktion des Organismus - die Nahrungsaufnahme - ist ein komplexes physiologisches Kontrollsystem vorhanden. Motorische Reflexe sorgen im Normalfall dafür, daß die Energie- und Nährstoffaufnahme dem jeweiligen Bedarf angepaßt ist, um Wachstum, Leistungsfähigkeit, Fortpflanzung und Überleben zu sichern. Diese Mechanismen erlauben für den Erwachsenen die Einhaltung eines konstanten Körpergewichts, da bei einer jährlichen Energieaufnahme von etwa 1 Mio. Kalorien bereits ein Abweichen von 1 % zu einer Gewichtsveränderung von mehr als 1 kg führen würde (5).

Ergebnisse aus Tierexperimenten haben wertvolle Hinweise gegeben, wie die biochemische Steuerung der Nahrungsaufnahme abläuft und wie die Regulation von Hunger und Sättigung beeinflußt werden kann (26, 34, 35, 36). Diese sind jedoch nur bedingt auf den Menschen übertragbar. Denn der Mensch - im Gegensatz zum Tier - ißt auch, wenn er nicht hungrig ist, und trinkt, wenn er keinen Durst verspürt (24, 38, 42). Es kann davon ausgegangen werden, daß die biologischen Systeme zur Kontrolle der Nahrungsaufnahme des Tieres auch beim Menschen wirksam sind, da unter den heutigen Umweltbedingungen das richtige Körpergewicht sonst eher als zufällig bezeichnet werden müßte, wenn diese Mechanismen nicht mehr funktionstüchtig wären. Nur durch die Berücksichtigung externer und interner Einflüsse und ihrer Interaktionen wird es möglich werden, die Regulation der Nahrungsaufnahme des Menschen zu erklären (4, 19).

Die Regulation von Hunger und Sättigung erfolgt durch zahlreiche Determinanten in einem komplexen System, wobei Interaktionen die Untersuchung einzelner Aspekte außerordentlich erschweren. Für die Situation des Menschen kann dieses System in 3 Bereiche aufgeteilt werden (Abb. 4).

Abb. 4: Verschiedene Bereiche der Regulation von Hunger und Sättigung (nach (6))

Bereiche	Faktoren
1. Umwelt	Klima, Nahrungsverfügbarkeit, Nahrungsbeschaffenheit, gesellschaftliche Normen
2. Individuum	Soziales Umfeld, Beruf, Alter, Veranlagungen, Ernährungsgewohnheiten
3. Physiologie	Interaktionen u. Adaptationen biochemischer, hormoneller und neuraler Mechanismen

Den Ernährungswissenschaftler interessieren primär die Mechanismen der physiologischen Regulation der Nahrungsaufnahme, die ebenfalls in mehrere Bereiche aufgeteilt werden können (Abb. 5).

Abb. 5: Determinanten der physiologischen Regulation von Hunger und Sättigung (nach (25))

Orosensorik: Geschmack, Geruch, Textur, Aussehen, Speichelfluß, Füllung des Verdauungstraktes

Rezeptoren im Verdauungstrakt, Leber, Fettgewebe

Neurotransmitter:	Adrenalin	Dopamin
	Noradrenalin	Acetylcholin
		Serotonin
Hormone:	Insulin-Glukagon	Cortisol
	Östrogen-Progesteron	Thyroxin
	Somatotropin	Enterogastron
	Noradrenalin	Cholecystokinin
	Prolactin	GIP
Metaboliten:	Glucose (arterio-venöse Differenz)	
	Freie Fettsäuren	Aminosäuren
	Glycerin	Nukleoside
Körpertemperatur:	(Umgebungstemperatur)	

Rezeptoren im Hypothalamus u. a. Hirnregionen

Die integrierende Funktion des Hypothalamus beruht auf der Identifizierung von 2 Regionen dieses Organs, die durch Manipulation beeinflußt werden können (Abb. 6).

Abb. 6: Einflüsse von Manipulationen am Hypothalamus auf das Freßverhalten der Ratte (nach (24))

Manipulation	Ventromedialer Hypothalamus =Sättigungszentrum	Lateraler Hypothalamus =Hungerzentrum
1.Läsion (elektrisch,physisch)	Hyperphagie (Freßsucht)	Anorexie (Appetitlosigkeit)
2.Stimulation (chemisch,elektrisch)	Anorexie	Hyperphagie

Die klassischen Hypothesen zur Regulation der Nahrungsaufnahme werden in kurzfristige und langfristige Mechanismen einge-
teilt (Abb. 7).

Abb. 7: Klassische Hypothesen zur Regulation der Nahrungsaufnahme (nach (24) und (46))

Regulation	Theorie	Autor, Jahr
1.Kurzfristig	Thermostatische (Wärmebedarf des Organismus)	BROBECK,1948
	Glucostatische (Kohlenhydrat (Glucose)- Stoffwechsel)	MAYER,1953
	Aminostatische (Konzentration einiger essentieller Aminosäuren)	MELLINKOFF,1956
	Hepatostatische (Glykogenkonzentration)	RUSSEK,1963
2.Langfristig	Lipostatische (Körperfettmenge, freie Fettsäuren, Glycerin)	KENNEDY,1953

Die Definitionen der in der Regulation der Nahrungsaufnahme
geläufigen Begriffe sind relativ allgemein und nicht für alle
Zwecke befriedigend (Abb. 8).

Abb. 8: Definition der Begriffe Hunger, Appetit und Sättigung

Hunger: Signalisiert ein allgemeines, physiologisch
begründetes Verlangen nach Nahrung; (Beginn der
Nahrungsaufnahme)

Appetit: Zeigt den Wunsch an, etwas Bestimmtes zu essen;
mehr psychologisch, meist genüßlich orientiert;
(Fortsetzung der Nahrungsaufnahme)

Sättigung: Eine Empfindung, die eintritt, wenn Hunger und
Appetit gestillt sind; (Ende der Nahrungsaufnahme)

Auswirkungen der Nahrungsbestandteile auf die Regulation der Nahrungsaufnahme

Protein

Der Proteingehalt der verzehrten Kost des Menschen liegt weltweit mit wenigen Ausnahmen bei etwa 10-15 % der Nahrungsenergie. Der Einfluß einer Kost mit einem erhöhten Proteingehalt geht allgemein mit einer schnelleren Sättigung einher. Der Grund dürfte eine geringere Insulinausschüttung sein, aber auch die reduzierte Schmackhaftigkeit spielt eine Rolle. Die Nahrungsaufnahme ist aber weniger am Proteinbedarf als am Energiebedarf des Organismus orientiert (13).

Ratten wählen instinktiv Futter mit einem ausgewogenen Aminosäurengehalt aus und bevorzugen Futter mit niedrigem Proteingehalt. Dieses instinktiv richtige Verhalten bei der Nahrungswahl ist auch bei Säuglingen und Kleinkindern bekannt, die aus einer großen Anzahl unterschiedlicher Lebensmittel sowohl den richtigen Energiegehalt wählen als auch ihren Nährstoffbedarf decken. Dieser Instinkt geht aber in den ersten Lebensjahren verloren.

Fette

Fette besitzen einen hohen Sättigungswert, der maßgeblich auf einer längeren Verweildauer im Magen beruht. Dabei ist allerdings zu berücksichtigen, daß der hohe Energiegehalt der Fette schneller eine höhere Energieaufnahme ermöglicht und daß die Magenentleerungsrate, gemessen in Kalorien/Zeiteinheit, nach einer fettreichen Mahlzeit höher ist (7, 30). Fettreiche Mahlzeiten sind aber meist schmackhaft und führen schon deshalb zu einer höheren Energieaufnahme. Fettreiche Reduktionsdiäten andererseits führen durch Eintönigkeit zu Aversionen und deshalb zu einer reduzierten Nahrungsaufnahme. So erklärt sich teilweise der Erfolg fettreicher Kostformen.

Verdauliche Kohlenhydrate

Stärke wird im Darm in Glucose und Disaccharide werden nach Verzehr in Monosaccharide gespalten. Glucose und Galaktose werden durch einen aktiven Prozeß resorbiert, Fructose dagegen gelangt durch Diffusion ins Blut, was mehr Zeit benötigt. Fructose wird insulinunabhängig in die Fett- und vor allem Leberzellen aufgenommen und kann nur in kleinen Mengen in der Leber abgebaut werden. Die Resorptionsrate der im Verdauungstrakt aus verschiedenen Lebensmitteln freigesetzten Glucose variiert nach ihrer Herkunft. Der Glucose- und Insulinanstieg nach einer Kartoffelmahlzeit ist ähnlich wie bei der Zufuhr von 75 g Glucose gelöst in 400 ml Wasser. Bei Reismahlzeiten ist ein verzögerter und schwächerer Anstieg von Glucose und Insulin zu erkennen, der sich bei Brotmahlzeiten noch deutlicher verringert (43). Diese Untersuchung zeigt, daß nicht

nur nach Mono-, Di- und Polysacchariden zu differenzieren
ist, sondern daß auch der Nährstoffträger, das jeweilige Lebensmittel, berücksichtigt werden muß. Glucose und andere
Mono- sowie Disaccharide werden langsamer in den Darm weitergeleitet als Stärke (17).

Ballaststoffe (unverdauliche Kohlenhydrate + Lignin)

Da Versuchstiere ballaststoffreiches Futter, welches weniger
Energie/Gewicht enthält als ballaststoffarmes, durch erhöhten
Futterverzehr ausgleichen, wurde der Einfluß der Ballaststoffe auf die Regulation von Hunger und Sättigung zunächst nicht
erkannt. Diese Beobachtung führte zu der Aussage, daß der Organismus seine Nahrungsaufnahme, unabhängig von der Energiedichte am Energiegehalt der Nahrung orientiert ("rats eat for
calories"). Für den Menschen und inzwischen auch für das Tier
bekannt, trifft diese Aussage nur bedingt zu, da viele andere
Faktoren die Nahrungsaufnahme beeinflussen. Die Ballaststoffe
haben bedeutsame Wirkungen im gesamten Gastrointestinaltrakt,
d.h. im Mund, im Magen und im Darm (44).

Ballaststoffe verzögern die Resorption verschiedener Zucker
und vermindern die Insulinfreisetzung (22), was zu einem
länger anhaltenden Sättigungsgefühl führt (12). Bei oraler
Belastung mit 100 g Glucose wird eine signifikante Senkung
der Blutzuckerspiegel und der Seruminsulinwerte durch eine
Anzahl von Ballaststoffen bewirkt (18). Die größte Senkung
des Blutzucker- und Insulinspiegels wurde bisher mit Guaran
erreicht (20).

Regulation der Nahrungsaufnahme durch den Magen

Dem eigentlichen Verdauungstrakt vorgeschaltet, hat der Magen
die Funktion der weiteren Vorverdauung, die bereits in der
Mundhöhle einsetzt, und dient als vorübergehendes Nahrungsre-
servoir des Körpers. Die langsame schubweise Abgabe des Speisebreis in das Duodenum gewährleistet, daß trotz diskonti-
nuierlicher Nahrungsaufnahme ein relativ konstant fließender
Strom von Nährstoffen ins Blut gelangt (28, 29). Neben dieser
Entleerung sind es 5 weitere Faktoren, welche an der Hunger-
und Sättigungsregulation durch den Magen beteiligt sind
(Abb. 9).

Abb. 9: Determinanten der Regulation der Nahrungsaufnahme im
Magen (nach (8) und (16))

Parameter	Meßwert
1. Füllungsrate des Magens	g oder kJ / Min
2. Energiedichte der Kost	kJ / g
3. Füllungszustand des Magens	Dehnung
4. Zusammensetzung der Kost	Verhältnis der Nährstoffe
5. Entleerungsrate des Magens	g oder kJ / Min

Diese Faktoren wirken nicht isoliert, sondern gemeinsam. Die dadurch gegebenen Rückkoppelungen und Interaktionen, auch über den Magen hinaus, verlangen, daß bei der Bewertung der einzelnen Parameter die Daten möglichst im Zusammenhang interpretiert werden. Unabhängig davon müssen jedoch auch die einzelnen Faktoren bewertet werden.

Füllungsrate des Magens

Die Füllungsrate des Magens ist direkt abhängig von der Essgeschwindigkeit, die wiederum primär von der Zubereitungsform der Kost bestimmt wird. So ist bekannt, daß rohe oder unverarbeitete Nahrungsmittel eine größere Sättigungswirkung ausüben als isokalorische Mengen von erhitzer oder raffinierter Kost (Abb. 10).

Abb. 10: Einfluß der Nahrungsmittelverarbeitung auf die Sättigung

---

Nahrungsmittel	Sättigung		Literatur
	weniger	mehr	
Äpfel	Brei, Saft	ganze Früchte	12
Äpfel	gekocht u. geschält	roh u. ungeschält	1
Orangen	Saft	ganze Früchte	3
Brot	ohne Guar	mit Guar	10
Brot	Weißbrot	Vollkornbrot	11

---

jeweils 10-16 Probanden bei 1 Testmahlzeit

Kauaufwand, Kaudauer und Speichelsekretion wirken sich auf den Magen dadurch aus, daß diese Faktoren sowohl die Füllungsrate als auch die Konsistenz des Speisebreis bestimmen. Offensichtlich werden Speichelmenge und Füllungsrate besonders durch den Ballaststoffgehalt der Kost bestimmt. Dieser Nahrungsbestandteil übt im gesamten Verdauungstrakt Einflüsse auf die Hunger- und Sättigungsregulation aus (Abb. 11).

Abb. 11: Einfluß des Ballaststoffgehaltes auf die Verzehrsdauer

Kost	Menge	Ballaststoff-gehalt	Verzehrs-dauer	Literatur
	g	g	Min	
Äpfel	482	13,9	17,2	12
Apfelbrei	482	13,9	5,9	
Apfelsaft	469	0	1,5	
Vollkornbrot	300	25,5	44,8	27
Weißbrot	285	7,7	33,8	

Energiedichte der Kost

Die Energiedichte der Kost wird hauptsächlich durch den
Fett-, Zucker- und Ballaststoffgehalt bestimmt. Kostformen
mit hoher Energiedichte sind fast immer fettreich und/oder
zuckerreich und ballaststoffarm; daher ist es möglich, in relativ kurzer Zeit viel Nahrungsenergie aufzunehmen. Kostformen mit niedriger Energiedichte enthalten wenig Fett und Zuk-
ker, aber viel Ballaststoffe; sie bewirken durch das größere
Nahrungsvolumen und den höheren Kauaufwand eine Verzögerung
der Energiezufuhr (Abb. 12).

Abb. 12: Ballaststoffgehalt und Nahrungsenergiedichte in
verschiedenen Ländern

Land	Verzehr kJ/d	Ballaststoffmenge g/d	Energiedichte kJ/g
Dänemark	10400	17	5,10
Finnland	10454	31	5,89
USA	11466	17	5,48
Uganda	8878	170	2,51

Untersuchungen mit normal- und übergewichtigen Probanden zeigen, daß die Umstellung von einer üblichen auf eine mit Ballaststoffen angereicherte und somit energieverdünnte Kost zu
einer deutlich verminderten Energieaufnahme führt. Bei normalgewichtigen Personen stellt sich bald, bei übergewichtigen
Personen nur langsam, eine Adaptation ein (9, 27). Die kombi-
nierte Wirkung der Zubereitungsform, der Energiedichte und
damit oft des Ballaststoffgehaltes der Kost wird als Einfluß
auf die Nahrungsaufnahme meist unterschätzt.

Füllungszustand des Magens

Der Einfluß des Füllungszustandes des Magens auf die Sättigung ist eine seit langer Zeit bekannte Beobachtung. Experimentell wurde besonders mit Oesophagus- und Magenfisteln in
Scheinfütterungsversuchen und mit aufblasbaren Ballons gear-
beitet. Die Versuchstiere oder Probanden verzehren Nahrung,
die nicht in den Magen gelangt oder die Kost wird ohne orale
Beteiligung in den Magen eingeführt bzw. ein Ballon wird im
Magen aufgeblasen, um eine Magenfüllung vorzutäuschen (15,
38). Scheinfütterung führt zu einer deutlich erhöhten Nahrungsaufnahme. Dagegen löst energiereiche Kost, in den Magen
eingeführt, eine stärkere Sättigung aus als kalorienarme
Kost, Ballaststoffe oder der aufgeblasene Ballon (16).

Versuche dieser Art zeigen, daß Kompensationen stattfinden,
die aber nur unvollständig sind. Offensichtlich sind orale
und gastrische Stimulationen gleichzeitig erforderlich, um
Sättigung auszulösen. Bei den Studien wurden alle denkbaren
Variationen geprüft, z. B. mit und ohne Fasten; feste und
flüssige Kost; schnelle und langsame Nahrungszufuhr; ad libi-
tum und begrenzte Nahrungsaufnahme. Methode und Zeitpunkt der
Messung der Sättigung sind wichtig, da der sich anschließende
Sättigungseinfluß aus dem Dünndarm und die postabsorptiven
Signale mit der Zeitdauer zunehmen. Die durch den Füllungs-
zustand des Magens hervorgerufene Sättigung beruht auf der
Aktivität von Dehnungsrezeptoren in der Magenwand.

Zusammensetzung der Kost

Die Zusammensetzung der Kost, d.h. der Einfluß von Nahrungs-
bestandteilen auf die Regulation von Hunger und Sättigung,
ist lange bekannt, besonders von den Hauptnährstoffen, nicht
aber von Vitaminen oder Mineralstoffen mit Ausnahme von Zink.
Kostformen mit hohen Gehalten an Kohlenhydraten wirken weniger sättigend als solche mit reichlich Protein oder Fett,
aber es zeigen sich Unterschiede in Abhängigkeit von der Koh-
lenhydratform (17). So ist das Sättigungsgefühl ausgeprägter
nach Verzehr von Roggenschrotbrot als nach Weizenbrot aus
Weißmehl (11). Da der Mensch keine Nährstoffe, sondern Lebensmittel verzehrt, ist eine Umsetzung dieser Daten in Lebensmittel für die Praxis erforderlich. Mit den Parametern
Zeit, Energie und Volumen werden Lebensmittel in der Rangfol-
ge ihrer Sättigungswirkung angegeben (Abb. 13).

Abb. 13: Sättigungswirkung durch Verzehrsdauer, Energiegehalt
und Volumen verschiedener Lebensmittel (nach (9))

Gemüse - Obst - Teigwaren - Fleisch - Süßigkeiten - Fette

---

langsam	Verzehrgeschwindigkeit	schnell
wenig	Nahrungsenergie	viel
groß	Nahrungsvolumen	klein

Magenentleerungsrate

Die Magenentleerungsrate ist der wichtigste Mechanismus des Magens, der die Hunger- und Sättigungsregulation bestimmt. Zahlreiche Studien geben eine Fülle von Informationen, die z. T. widersprüchlich sind, weil die bereits genannten unterschiedlichen Parameter Einflüsse ausüben (Abb. 14).

Abb. 14: Beeinflussende Parameter der Magenentleerungsrate (nach (33) und (37))

Zunahme der Magenentleerungsrate mit steigendem:

- Gewicht der Mahlzeit
- Volumen der Mahlzeit
- Flüssigkeitsgrad

Abnahme der Magenentleerungsrate mit steigendem Gehalt an:

- Nahrungsenergie (Kalorien)
- Fett, Glucose (Energiedichte)
- Ballaststoffen (Pektin, Guar)

Der Einfluß der Nahrungsbestandteile auf Hunger und Sättigung läßt sich teilweise mit der Magenentleerungsrate erklären. Hauptfaktor für die Magenentleerungsrate eines Nährstoffes ist seine Osmolarität, dies gilt sowohl für Kohlenhydrate als auch für Fette und Proteine (30, 40). Bei den Ballaststoffen kommt zusätzlich und primär die Viskosität zum Tragen. Guar und Pektin verlangsamen deutlich die Magenentleerungsgeschwindigkeit, für Cellulose konnte kein Effekt nachgewiesen werden (39). Der Osmolaritätseinfluß zeigt sich deutlich am Vergleich der Glucose und anderer Monosaccharide, die wesentlich langsamer den Magen verlassen als Stärke, die den Magen schneller verläßt.

Die Energiedichte der Kost bestimmt maßgeblich die Magenentleerungsrate; offensichtlich befinden sich Osmorezeptoren im Duodenum, welche die Magenentleerungsrate regulieren (40). Diese werden ihrerseits durch Vagusäste und Hormone gesteuert. Kohlenhydrate werden als Monosaccharide, Proteine als Aminosäuren und Fette als Triglyceride registriert. Der gemeinsame Energiegehalt dieser Abbauprodukte bestimmt den Grad der Hemmung der Magenentleerung, die mit zunehmender Energiedichte ansteigt, unabhängig vom Verhältnis der Nährstoffe zueinander. Experimentell sind diese Aussagen durch zahlreiche Befunde belegt (15, 16):

- So entleert sich der mit Nahrung gefüllte Magen mit einer Rate bis 10 ml/min. Salzlösungen dagegen verlassen den Magen mit einer Rate bis zu 80 ml/min

- Glucose, Casein oder Lösungen mittelkettiger Fettsäuren mit gleicher Energiedichte (0,5 kcal/ml) verlassen den Magen mit gleicher Geschwindigkeit

- Patienten mit einer gestörten Stärkeverdauung, z. B. durch Pankreasausfall, zeigen eine stark erhöhte Magenentleerungsrate von Stärke gegenüber Glucose

- Natives Ei-Albumin, welches nur sehr langsam abgebaut wird, verläßt den Magen schneller als denaturiertes Ei-Albumin, welches schneller abgebaut wird

- Durch Verhinderung oder bei gestörter Fettverdauung wird die Magenentleerung nicht gehemmt; es erfolgt eine sehr rasche Magenentleerung ("Dumping-Syndrom")

- Ballaststoffe verlangsamen die Verdauung und reduzieren die Hungersignale.

Ergebnisse dieser Art weisen auf Osmorezeptoren im Lumen oder Bürstensaum der absorbierenden Zellen für Aminosäuren und Monosaccharide sowie freie Fettsäuren hin. Die Vermutung, daß durch die Energiedichte die Magenentleerungsrate so reguliert wird, daß stets konstante Energiemengen an das Duodenum abgegeben werden, konnte nicht bestätigt werden. Eine Verdoppelung der Energiedichte halbiert nicht die Magenentleerungsrate, sondern reduziert sie um etwa 25 %, d.h. mit zunehmender Energiedichte der Kost nimmt die Energieabgabe an das Duodenum zu, aber nicht proportional (16). Auch hier spielt wieder der Nahrungsfasergehalt und die Art der Ballaststoffe eine wichtige Rolle, wie Untersuchungen mit Guar belegen (47).

Folgerungen

Übergewichtige Personen ziehen gegenüber normalgewichtigen Personen Kostformen mit deutlich höherer Energiedichte vor (31, 41). Diese Ergebnisse sollten aber nicht darüber hinwegtäuschen, daß methodische Probleme und große individuelle Unterschiede bestehen, die eindeutige Interpretationen oft erschweren. Langzeit-Untersuchungen an gesunden Menschen sind erforderlich, um weiter offene Fragen beantworten zu können. Trotzdem kann bereits festgestellt werden, daß Zubereitungsform, Ballaststoffgehalt sowie Energiedichte der Kost die primären Nahrungsfaktoren sind, die für die Hunger- und Sättigungsregulation im Magen und Duodenum verantwortlich sind. Mit diesen Erkenntnissen können Empfehlungen für eine sinnvolle Ernährung ausgesprochen werden. Da die Ernährungsgewohnheiten im Kindesalter geprägt werden, ist die Einbeziehung der Kinder in diese auch aus anderen Gründen als vernünftig anerkannte Ernährungsweise von Vorteil.

28

Zusammenfassung

Der Einfluß der Nahrungsbestandteile auf Hunger und Sättigung
läßt sich teilweise mit der Magenentleerungsrate erklären.
Hauptfaktor für die Magenentleerungsrate eines Nährstoffes
ist seine Osmolarität. Dies gilt für Kohlenhydrate, Fette und
Proteine. Kohlenhydrate wirken im gesamten Verdauungstrakt,
im Stoffwechsel und im Zentralnervensystem des Organismus.
Wichtig ist die Unterscheidung in Mono-, Di- und Polysaccha-
ride. Bei den Ballaststoffen (unverdauliche Kohlenhydrate und
Lignin) kommt zusätzlich und primär die Viskosität zum Tragen. Quellstoffe (Guar, Pektin) verlangsamen deutlich die Magenentleerungsgeschwindigkeit. Füllstoffe (Cellulose, Kleie)
verkürzen die Transitzeit. Ballaststoffreiche Lebensmittel
sind geeignet, den Ernährungsstatus des körperlich inaktiven
Menschen positiv zu verändern.

Anschrift der Verfasser

Prof. Dr. C. Leitzmann und Dr. G. Roth
Institut für Ernährungswissenschaft
der Justus-Liebig-Universität
Wilhelmstraße 20

D-6300 Giessen

Literatur

1. Aljadir LP, Stegner J.
   Glycemic response and satiety value of cooked and/or
   peeled apples in human subjects.
   Fed Proc 1982;14:712.

2. Blundell JE.
   Hunger, appetite and satiety - contructs in search of
   identities.
   In: Nutrition and Lifestyles.
   Turner M (ed.).
   London, Applied Science Publishers, 1980;21-42.

3. Bolton RP, Heaton KW, Burroughs LF.
   The role of dietary fiber in satiety, glucose, and
   insulin: Studies with fruit and fruit juice.
   Am J Clin Nutr 1981;34:211-217.

4. Bray GA.
   Peripheral metabolic factors in the regulation of
   feeding.
   In: "Appetite and Food Intake".
   Silverstone, T (ed.).
   Berlin, Abakon, 1976;141-176.

5. Bray GA, Campfield LA.
   Metabolic factors in the regulation of caloric stores.
   Metabolism 1976;24:99-117.

6. Gastonguay TW, Applegate EA, Upton DE, Stern JS.
   Hunger and appetite: Old concepts/New distinctions.
   Nutr Rev 1983;41:101-110.

7. Cortot A, Phillips SF, Malagelada JR.
   Gastric emptying of lipids after ingestion of a
   solid-liquid meal in humans.
   Gastroenterology 1981;80:922-927.

8. Deutsch JA.
   The stomach in food satiation and the regulation of
   appetite.
   Progr Neurobiol 1978;10:135-153.

9. Duncan KH, Bacon JA, Weinsier RL.
   The effect of high and low energy density diets on
   satiety, energy intake, and eating time of obese and
   nonobese subjects.
   Am J Clin Nutr 1983;37:763-767.

10. Ellis PR, Apling EC, Leeds AR, Bolster NR.
    Guar bread: Acceptability and efficacy combined. Studies
    on blood glucose, serum insulin and satiety in normal
    subjects.
    Br J Nutr. 1981;46:267-276.

11. Grimes DS, Gordon C.
    Satiety value of wholemeal and white bread.
    Lancet 1978;2:106.

12. Haber GB, Heaton KW, Murphy O, Burroughs LF.
    Depletion and disruption of dietary fibre. Effects on
    satiety, plasma-glucose, and serum-insulin.
    Lancet 1977;2:679-682.

13. Harper AE.
    Protein and amino acids in the regulation of food intake.
    In: "Hunger: Basic Mechanismus and Clinical
    Implications".
    New York, Raven 1976;103-123.

14. Heaton KW.
    Fibre, satiety and insulin - A new approach to
    overnutrition and obesity.
    J of Plant Foods 1978;3:141-149.

15. Houpt KA.
    Gastrointestinal factors in hunger and satiety.
    Neurosci Biobehav Rev 1982;6:145-164.

16. Hunt JA.
    A possible relation between the regulation of gastric
    emptying and food intake.
    Am J Physiol 1980;239:61-64.

17. Hunt JN, Smith JL, Jiang CL.
    Effect of meal volume and enery density on the gastric
    emptying of carbohydrates.
    Gastroenterology 1985;89:1326-1330.

18. Huth K, Michalsky U, Cremer HD, Schmahl FW.
    Körpergewicht und Ballaststoffe.
    Med Welt 1978;29:121-123.

19. James P, Davies H, Ravenscroft C.
    Food intake under physiological control in man?
    In: "Nutrition and Lifestyles".
    Turner M (ed.).
    London, Applied Science Publishers 1980;3-9.

20. Jenkins DJA, Wolever TMS, Leeds AR, Gassull MA,
    Haisman P, Dila J, Golf DV, Metz GL, Alberti KGMM.
    Dietary fibres, fibre analogues, and glucose tolerance:
    Importance of viscosity.
    Brit Med J 1978;1:1392-1394.

21. Jenkins DJA, Wolever TMS, Jenkins AL, Giordano C,
    Gindici S, Thompson LU, Kalumsky J, Josse RG, Wong GS.
    Low glycemic response to traditionally processed wheat
    and rye products: Bulgur and pumpernickel bread.
    Am J Clin Nutr 1986;43:516-520.

22. Kasper H.
    Der Einfluß von Ballaststoffen auf die Ausnutzung von
    Nährstoffen und Pharmaka.
    In: "Pflanzenfasern-Ballaststoffe in der menschlichen
    Ernährung".
    Rottka H (ed.)
    Stuttgart, Thieme 1980;93-112.

23. Kay RM, Stitt S.
    Food form, postprandial glycemia, and satiety.
    Am J Clin Nutr 1978;31:738-739.

24. Leitzmann C.
    Die physiologische Regulation der Nahrungsaufnahme.
    Ern.-Umschau 1978;25:115-120.

25. Leitzmann C, Heseker H.
    Some aspects of the peripheral regulation of food intake
    in man.
    Wld Rev Nutr Diet 1981;38:89-115.

26. Lytle LD.
    Control of eating behavior.
    In: "Nutrition and the Brain", Vol. 2.
    Wurtman RJ, Wurtman JJ (ed.)
    New York, Raven 1977;1-145.

27. McCance RA, Prior KM, Widdowson EM.
    A radiological study of the rate of passage of brown and
    white bread through the digestive tract of man.
    Br J Nutr 1953;7:98-104.

28. McHugh PR.
    The control of gastric emptying.
    J Autom Nerv Sys 1983;9:221-231.

29. Minami H, McCallum RW.
    The physiology and pathophysiology of gastric emptying in
    humans.
    Gastroenterology 1984;86:1592-1610.

30. Moberg S, Carlberger G.
    The effect on gastric emptying of test meals with various
    fat and osmolar concentrations.
    Scand J Gastroent 1974;9:29-32.

31. Moore JG, Christian PE, Brown JA, Brophy C, Datz F,
    Taylor A, Alazraki N.
    Influcence of meal weight and caloric content on gastric
    emptying of meals in man.
    Dig Dis Sci 1984;29:513-519.

32. Nicholl CG, Polak JM, Bloom SR.
    The hormonal regulation of food intake, digestion, and
    absorption.
    Ann Rev Nutr 1985;5:213-239.

33. Novin D.
The integration of visceral information in the control of feeding.
J Auton Nerv Sys 1983;9:233-246.

34. Rainbird AL.
Effect of guar gum on gastric emptying of test meals of varying energy content in growing pigs.
Br J Nutr 1986;55:99-109.

35. Rainbird AL, Low AG.
Effect of various types of dietry fibre on gastric emptying in growing pigs.
Br J Nutr 1986;55:111-121.

36. Russell J, Bass P.
Canine gastric emptying of fiber meals: Influence of meal viscosity and autroduodenal motility.
Am J Physiol 1985;249:G662-G667.

37. Ryding A, Berstad A, Berstad T, Hertzenberg L.
The effect of guar gum and fiber enriched wheat bran on gastric emptying of a semisolid meal in healthy subjects.
Scand J Gastroent 1985;20:330-334.

38. Scharrer E.
Der Sättigungsmechanismus.
Z. Ernährungswissenschaft 1984;23:241-254.

39. Schwartz SE, Levine RA, Singh A, Scheidecker JR, Track NS.
Sustained pectin ingestion delays gastric emptying.
Gastroenterology 1982;83:812-817.

40. Shafer RB, Levine AS, Marlette JM, Morley JE.
Do calories, osmolality or calcium determine gastric emptying?
Am J Physiol 1985;248:479-483.

41. Spitzer L, Rodin J.
Human eating behavior: A critical review of studies in normal weight and overweight individuals.
Appetite 1981;2:293-329.

42. Torsdottier L, Alpsten M, Andersson D, Brummer RJM, Andersson H.
Effect of different starchy foods in composite meals on gastric emptying and glucose metabolism.
I. Comparisons between potatoes, rice and white beans.
Clin Nutr 1984;38C:329-338.

43. Vaaler S, Haussen KF, Aageneas O.
Plasma glucose and insulin responses to orally administered carbohydrate-rich foodstuffs.
Nutr Met 1980;24:168-175.

44. Vahouny GV, Cassidy MM.
    Dietary fibers and absorption of nutrients.
    Proc Soc Exp Biol Med 1985;180:432-446.

45. Van Italie TB, Smith NS, Quarterman DP.
    Short-term components in the regulation of food intake:
    Evidence for a modulatory role of carbohydrate status.
    Am J Clin Nutr 1977;30:742-757.

46. Weingarten HP.
    Stimulus control of eating: Implications for a two-factor
    theory of hunger.
    Appetite 1985;6:387-401.

47. Wilmshurst P, Crawley JCW.
    The measurement of gastric transit time in obese subjects
    using ^{24}Na and the effect of energy content and guar gum
    on gastric emptying and satiety.
    Br J Nutr 1980;44:1-6.

DUMPINGSYNDROM BEIM SÄUGLING NACH MAGENOPERATION: EIN KLINISCHES BEISPIEL GESTÖRTER SÄTTIGUNGSREGULATION

R. Gitzelmann und J. Hirsig, Zürich

Einleitung

Die gastroösophageale Refluxkrankheit des Säuglings wird, falls die konservative Behandlung nicht zum Ziele führt, chirurgisch versorgt. Das von Nissen beschriebene Verfahren der Fundoplikation wird seit 1964 verwendet. Als seltene, aber schwere postoperative Komplikation tritt ein Dumpingsyndrom auf, dessen Symptomatik bereits gut beschrieben war, noch ehe es als solches erkannt wurde. So überblickten z. B. 1974 Kuffer und Bettex (6) 219 Kinder nach Fundoplikation; mindestens 10 der Kinder hatten postoperative Symptome, die heute eindeutig einem Dumpingsyndrom zugeordnet werden können. Seit 1978 wurde das Syndrom bei 8 operierten Kindern einwandfrei nachgewiesen (4, 7, 10). Die Symptome treten kurz nach den Mahlzeiten auf. Der Säugling wird erregbar, schreit, wird blaß, schwitzt und wird dann schläfrig. Der Zyklus wiederholt sich nach der nächsten Mahlzeit. Gelegentlich kommt es zu Durchfall. Rasch entwickelt sich eine ausgesprochene Trinkunlust, welche das Füttern erschwert. Nun gedeiht der Säugling schlecht, wird dystrophisch und verweigert schließlich die Nahrung ganz.

Das Dumpingsyndrom ist eine bei Erwachsenen gut bekannte Komplikation nach chirurgischen Eingriffen am Magen, seine Pathophysiologie komplex (1, 5, 8). Zentral steht die überstürzte Entleerung von hyperosmolarem Mageninhalt in den oberen Dünndarm, was den raschen Einstrom von extrazellulärer Flüssigkeit in den Darm auslöst und eine Hypovolämie verursacht. Die rasch assimilierbaren Kohlenhydrate lösen eine Hyperglykämie und reaktive Hypoglykämie aus.

Fallbeschreibungen

Wir haben kürzlich bei zwei Säuglingen mit Dumpingsyndrom nach Fundoplikation die Nahrungsverweigerung schnell zum Verschwinden gebracht, indem wir die Kuhmilchnahrung mit ihren rasch assimilierbaren Kohlenhydraten durch eine Flüssignahrung auf Hühnerfleischbasis ersetzten, welche als einziges Kohlenhydrat ungekochte, native Stärke enthielt (3).

Native Stärke wird heutzutage in der Pädiatrie zur Aufrechterhaltung der Blutglukose bei chronischer Hypoglykämie häufig verwendet, z.B. bei der Glykogenose Typ I (9) und der leucininduzierten Hypoglykämie. Im Vergleich mit isokalorischen Mengen von per os verfütterten Disacchariden stellt die native Stärke eine bedeutend geringere osmotische Belastung dar und wird nur langsam resorbiert. Allerdings darf sie bei der Nahrungszubereitung niemals gekocht werden. Sie wird am besten der Nahrung erst nach deren Auskühlen beigemengt, um das vorzeitige Aufbrechen der Polyglukosemoleküle zu vermeiden (11).

Ein Beispiel soll die Wirkung dieser Behandlung verdeutlichen: Ein 8 Monate alter Säugling mit gastroösophagealer Refluxkrankheit wird einer Fundoplikation unterzogen. Als die Bolusfütterung durch die Gastrostomiesonde aufgenommen wird, entwickelt sich ein Dumpingsyndrom. Die Umstellung auf orale Ernährung mißlingt, weil der Säugling die Nahrung verweigert, sodaß es zum Gewichtsstillstand kommt. Nach Mahlzeiten mit einer Nahrung auf Basis von Kuhmilch, die neben der Laktose auch Maltodextrin enthält, erleidet er jeweils eine markante Hyperglykämie mit Hyperinsulinismus und anschließendem Glukosesturz (Abb. 15, Mahlzeit 1). Nach einer Mahlzeit auf Hühnerfleischbasis mit ungekochter, nativer Stärke als einzigem Kohlenhydrat (Abb. 15, Mahlzeit 2) bleibt der Blutglukosespiegel im Normbereich, und die Insulinämie ist kaum nachweisbar. Die Verlaufsprofile verschiedener gastrointestinaler Hormone nach Mahlzeit 1 und 2 unterscheiden sich deutlich. Die Ernährung mit ungekochter, nativer Stärke (ca. 50 % des kalorischen Gehaltes) wird nun definitiv eingeführt und bringt die Symptome des Dumpingsyndromes sofort zum Verschwinden. Nach wenigen Tagen der Bolusfütterung ist die Nahrungsverweigerung überwunden und der Säugling trinkt selbst und gedeiht wieder. Der Gewichtsanstieg hält während der 6-monatigen weiteren Beobachtungszeit an.

Beobachtungen an einem zweiten Säugling bestätigen unsere Erfahrungen (3).

Diskussion

Wie kommt es beim infantilen Dumpingsyndrom zur Störung des Essverhaltens? Bei unseren 2 kleinen Patienten war postoperativ die überstürzte Magenentleerung an ihren Folgen Hyper- und Hypoglykämie sowie Hyperinsulinismus gut ablesbar. Ob das Dumping nach Einführung der Bolusfütterung mit ungekochter, nativer Stärke anhielt oder verschwand, vermögen wir nicht zu sagen, da wir aus Rücksicht auf den kritischen Zustand der beiden Säuglinge auf formelle Magenentleerungsstudien verzichteten. Immerhin verschwand die Nahrungsverweigerung fast schlagartig mit dem Ausschalten der extremen postprandialen Blutglukoseschwankungen.

Was aber empfindet der Säugling mit Dumpingsyndrom? Aus der Ähnlichkeit der körperlichen Symptome mit denen des Erwachsenen darf man wohl schließen, daß der Säugling wie der Erwachsene ein körperliches Unwohlsein empfindet, und daß er auf sein Mißbehagen nach den Mahlzeiten mit Essunlust und Verweigerung der nächsten Mahlzeit reagiert. Dies setzt natürlich einen Lernprozeß voraus. Es mag erstaunen, daß Säuglinge schon in der Mitte des ersten Lebensjahres derart lernfähig

Abb. 15: Blutglukose, Plasmainsulin und gastrointestinale
Hormone im Plasma bei 8-Monate altem Säugling mit
Dumpingsyndrom nach Fundoplikation.

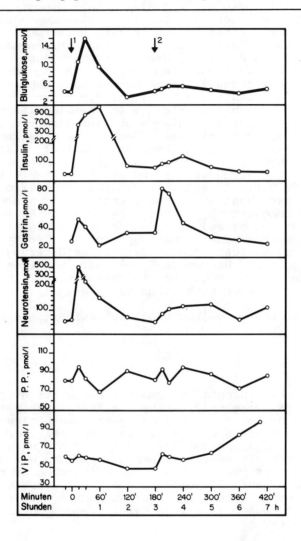

Bolusfütterung durch die Gastrostomiesonde. Mahlzeit
1 besteht aus einer teiladaptierten käuflichen
Milchnahrung auf Kuhmilchbasis, die außer Laktose
noch Maltodextrin enthält. Mahlzeit 2 ist isokalo-
risch und besteht aus einer Suspension von homogeni-
siertem Hühnerfleisch mit Sonnenblumenöl und ungekochter, nativer Stärke (3).

sein sollen. Immerhin ist eine solche Lernfähigkeit nicht ganz ohne Beispiel, wissen wir doch, daß Säuglinge und Klein- kinder mit hereditärer Fruktoseintoleranz im gleichen Alter bereits im Begriffe stehen zu lernen, sich durch Verweigerung vor fruktosehaltigen Speisen zu schützen (2), die ihnen Übel- keit und Erbrechen verursachen. Dabei diskriminieren sie nicht etwa gegen "süß", wie wir das ursprünglich auch an- nahmen. Vielmehr lehnen sie auch nicht-süße Speisen ab, wenn sie ihnen Unbehagen bereiten, und akzeptieren andererseits süße Speisen, mit denen sie gute Erfahrungen machen. Viel- leicht liegt auch der Anorexie des Säuglings mit idiopathi- scher Hyperkalzämie ein ähnlicher Mechanismus zugrunde. Man geht wohl kaum fehl in der Annahme, daß der Säugling mit Dumpingsyndrom aus seinen unangenehmen, durch die überstürzte Magenentleerung ausgelösten Sensationen lernt, die Nahrung zu verweigern.

Anschrift der Verfasser

Prof. Dr. R. Gitzelmann und Dr. J. Hirsig
Universitäts-Kinderklinik
Steinwiesstraße 75

CH-8032 Zürich

Literatur

1. Editorial.
   Dumping syndrome and gut peptides.
   1980;Lancet II:1173-74.

2. Gitzelmann R, Steinmann B, Van den Berghe G.
   Essential fructosuria, hereditary fructose intolerance,
   and fructose-1,6-diphosphatase deficiency.
   In: Stanbury JB, Wyngaarden JB, Fredrickson DS,
   Goldstein JL, Brown MS.
   The metabolic basis of inherited disease.
   New York, McGraw-Hill 1982/1983;118-140.

3. Gitzelmann R, Hirsig J.
   Infant dumping syndrome: reversal of symptoms by feeding
   uncooked starch.
   Eur J Pediatr 1986;145:504-506.

4. Hirsig J, Baals H, Tuchschmid P, Spitz L, Stauffer UG.
   Dumping syndrome following Nissen's fundoplication: a
   cause for refusal to feed.
   J Pediatr Surg 1984;19:155-57.

5. Horowitz M, Collins PJ, Shearman DJC.
   Disorders of gastric emptying in humans and the use of
   radionuclide techniques.
   Arch Intern Med 1985;145:1467-71.

6. Kuffer F, Bettex M.
   Die Hiatushernie des Kleinkindes.
   Z Kinderchir 1974;14:153-64.

7. Meyer S, Deckelbaum RJ, Lax E, Schiller M.
   Infant dumping syndrome after gastroesophageal reflux
   surgery.
   J Pediatr 1981;99:235-37.

8. Minami H, McCallum RW.
   The physiology and pathophysiology of gastric emptying in
   humans.
   Gastroenterology 1984;86:1592-1610.

9. Sidbury JB, Chen YT, Roe CR.
   The role of raw starches in the treatment of type I
   glycogenosis.
   Arch Intern Med 1986;146:370-373.

10. Villet R, Boureau M, Hayat P, Weisgerber G.
    Une complication grave de l'opération de Nissen: le
    dumping-syndrome.
    Chir Pédiatr 1978;19:269-73.

11. Wachtel U.
    Poly- und Oligosaccharide in Säuglings- und
    Kindernahrungen.
    In: Baerlocher K, Wachtel U, eds.
    Bedeutung hochmolekularer Kohlenhydrate in der Säuglings-
    und Kinderernährung.
    New York, Stuttgart, Georg Thieme Verlag 1984;19-37.

EINFLUSS ENTERALER HORMONE AUF DIE HUNGER- UND SÄTTIGUNGS-REGULATION

Helen Hochreutener und K. Baerlocher, St. Gallen

Einleitung

Dem Magendarmkanal kommt bei der Hunger- und Sättigungsregulation eine wichtige Bedeutung zu. Die enteralen Hormone
spielen als Teil der Regulationsmechanismen eine integrierte
Rolle. Der Gastrointestinaltrakt wird im wesentlichen durch
vier verschiedene, aber untereinander eng verknüpfte Regula-
tionssysteme beeinflußt:

1. Verbindung zum Zentralnervensystem in Form des Parasympathikus (N. vagus) und des Sympathikus (Nn. splanchnici)
   mit sowohl zentrifugaler als auch zentripetaler Reizlei-
   tung

2. Intrinsisches Nervensystem in der Darmwand, bestehend aus
   Plexus myentericus und Plexus submucosus

3. Aus dem Darmlumen absorbierte und in der Blutbahn zirku-
   lierende Substrate aus der Nahrung, im wesentlichen Glukose und Aminosäuren

4. Gastrointestinale (GI) Hormone.

Die erwähnten vier Regulationsmechanismen sind in Abb. 16
vereinfacht und übersichtlich dargestellt (22).

Die Akzente des nachfolgenden Beitrages werden auf die intestinalen Hormone und ihre Bedeutung für die Hunger- und
Sättigungsregulation gesetzt. Zu beachten ist, daß die isolierte Betrachtung der enteralen Hormone didaktisch sinnvoll
ist, in Wirklichkeit aber - wie bereits erwähnt - enge Beziehungen bestehen zwischen der neuronalen und hormonellen Regulation.

Bei der Beurteilung gastrointestinaler Hormone für die Regulation der Darmfunktion treten zahlreiche Schwierigkeiten
auf:

- Schwieriger Nachweis der Hormone in disseminierten Zellen
  (APUD-Zellen) sowie bei ultrakurzer Halbwertszeit im Serum

- Schwierige Isolation der Hormone bei kaum nachweisbaren
  Mengen

- Immunologische Kreuzreaktivität der strukturell ähnlichen
  Hormone

- Fragliche Signifikanz von Serumspiegeln bei nur lokal physiologisch wirksamen Hormonpeptiden

- Die Untersuchung wurde hauptsächlich am Tier und nicht am Menschen sowie in pharmakologischen und nicht in physiologischen Dosierungen durchgeführt (22).

Abb. 16: Schematische Darstellung der Regulationsmechanismen im Magen-Darm-Kanal

---

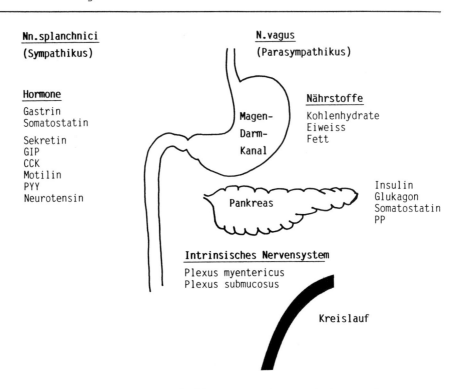

Der N. vagus und die Nn. splanchnici verbinden das Zentralnervensystem mit den Organen des Magen-Darm-Traktes; die gastrointestinalen Hormone, das intrinsische Nervensystem und die Nährstoffe sind periphere regulierende Faktoren
In Anlehnung an Schusdziarra (20-23)

Der **Magendarmtrakt** ist das größte und ein sehr komplexes endokrines Organ des menschlichen und tierischen Körpers. Die Erforschung des bis vor kurzem eher vernachlässigten endokrinologischen Aspektes des Magendarmkanals begann, als nach der Isolation und Strukturanalyse der Hormone teilweise deren Synthese gelang und parallel dazu hochspezifische und sensitive radioimmunologische Untersuchungsmethoden entwickelt wurden (10).

Die Hormon-produzierenden Zellen des Magendarmtraktes sind Teil des sog. APUD-Zellensystems, kommen anatomisch dissemi- niert im epithelialen Gewebe des Magendarmtraktes vor, syn- thetisieren funktionell verschiedene Peptidhormone und bioge- ne Amine und setzen sie auf entsprechende Reize frei.

Die **APUD-Zellen** - Abkürzung für Amine Precursor Uptake and Decarboxylation - stammen ontogenetisch aus dem Neuroekto- derm. Flyrter bezeichnete sie als Teil des diffusen neuroen- dokrinen Systems, bestehend aus endokrinen Zellen und peptid- haltigen Neuronen. APUD-Zellen werden in verschiedenen Orga- nen nachgewiesen: Hypothalamus, Hypophyse (ACTH, STH, MSH), autonomes Nervensystem, Nebennierenmark (Adrenalin, Noradre- nalin), Schilddrüse (Calcitonin), Plazenta (HCG), Neben- schilddrüsen (PTH) und eben im Magendarmtrakt. Die Verteilung dieser Zellen im Magendarmtrakt, ihre Benennung nach der Lau- sanner Nomenklatur von 1979 sowie die Vielzahl der in diesen Zellen gebildeten Hormone sind in Tab. 1 dargestellt (10).

Tab. 1: Gastrointestinale Hormone - Verteilung in Magen-Darm-
Trakt und Pankreas

	Zell-typ	Magen	Dünn-darm	Dick-darm	Pan-kreas
Glucagon	A	?	–	–	+
Insulin	B	–	–	–	+
Somatostatin	D	+	+	+	+
VIP	D_1	+	+	+	+
5-Hydroxy-Tryptamin Substanz P	EC_1	+	+	+	+
Motilin	EC_2	–	+	–	–
Pankreatisches Polypeptid	PP	–	–	–	+
Gastrin	G	+	+	–	–
Cholezystokinin	I	–	+	–	–
GIP	K	–	+	–	–
Enteroglucagon	L	–	+	+	–
Neurotensin	N	–	+	–	–
Sekretin	S	–	+	–	–

nach D. Johnston (10)

Histologisch können die APUD-Zellen als sogenannte "helle Zellen" in der Lamina epithelialis der Mukosa (Abb. 17a und 17b) erkannt werden. Elektronenoptisch lassen sich zahlreiche Sekretgranula demonstrieren als Hinweise auf die Hormonbildung. Erst spezifische immunhistochemische Methoden ermöglichen hingegen eine Aussage darüber, welches Hormon in der untersuchten Zelle gebildet und gespeichert wird (Abb. 17c).

Abb. 17a:

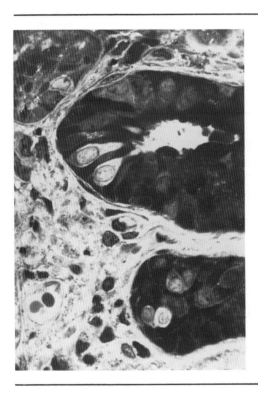

Helle Zellen in der menschlichen Duodenalschleimhaut

Kunstharzschnitt 2 µm, Toluidinblaufärbung, Vergrößerung 420x. Präparat des Instituts für Pathologie der Universität Basel.

Abb. 17b:

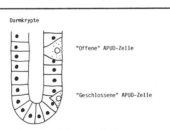

Darmkrypte

"Offene" APUD-Zelle

"Geschlossene" APUD-Zelle

Schematische Darstellung von APUD-Zellen im Magen-Darm-Trakt

Die "offenen" klaren Zellen sezernieren die Hormone u. a. in das Darmlumen, die "geschlossenen" klaren Zellen in interstitielles Gewebe und Blut.
Nach D. Johnston (10)

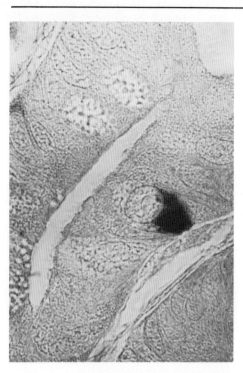

Cholezystokininzelle mit
basaler (retronukleärer)
immunzytochemischer Dar-
stellung von Cholezysto-
kinin.

Antiserum gegen Cholezystokinin, welches nicht mit
Gastrin kreuzreagiert. Gefriergetrocknetes, Form-
aldehyddampffixiertes menschliches Duodenum, Paraf-
fineinbettung. Vergrößerung 1.000 x. Präparat des
Instituts für Pathologie der Universität Basel.

Biologisch aktive (Hormon-)Peptide kommen im endokrinen
System, im enteralen und zentralen Nervensystem sowie im
postganglionären Nerven vor (sog. diffuses neuroendokrines
System nach Flyrter, 1953) (28).

Biochemische Besonderheiten der gastrointestinalen Hormone

Biochemisch handelt es sich bei den gastrointestinalen
Hormonen um Peptide mit einer Sequenz von bis zu 69 Aminosäuren (AS). Die einzelnen Hormone, ihre molekulare Form, das
Molekulargewicht und ihre Wirkungen sind in Tab. 2 zusammen-
gefaßt.

Tab. 2: Gastrointestinale Hormone

Peptide	Molekulare Form	Molekular-gewicht	Wirkung	Krankheiten
Gastrin	G-4 G-14 G-17 G-34	597 1900 2100 3900	Magensäuresekretion	bei Achlorhydrie Zollinger-Ellison-Syndrom
Cholezystokinin	CCK-8 CCK-33 CCK-39	1143 3918 4678	Gallenblasenkontraktion Sekretion der pankreat. Enzyme	Pankreasinsuffizienz Coeliakie
Sekretin	27 AS	3056	Bikarbonatsekretion	Coeliakie
GIP	43 AS	5105	Insulinsekretion	Coeliakie
Motilin	22 AS	2700	Darmmotilität	Diarrhoe
Neurotensin	13 AS	1673		Malasorption
Enteroglucagon	69 AS	8128	Trophisch für Darmmukosa	Mukosaverlust oder -schädigung
PP	36 AS	8128	Hemmung der pankreatischen Enzymsekretion sowie Gallenblasenkontraktion	Pankreasinsuffizienz

Nach (Bloom and Polak (2), Floyd (8))

Von einzelnen Hormonen sind verschiedene molekulare Formen bekannt, deren biologische Aktivität und Kinetik verschieden sind, wie am Beispiel des Gastrins demonstriert werden soll (Tab. 3).

Tab. 3: Aktive Formen des Gastrins

	G-34	G-17	G-14
Molgewicht	3839	2098	1833
Biologische Aktivität	+	++++++	+++++
Serumspiegel	△	▽	▽
Halbwertzeit im Serum	40'	6'	6'
Anteil:			
– Antrum-Mukosa	10 % :	90 %	
– Duodenum-Mukosa	50 % :	50 %	

G-17 (Gastrin mit 17 AS, Mol.-Gewicht 2098) ist biologisch 6x aktiver als die höher molekulare Form G-34 (34 AS, Mol.-Gewicht 3839). Die Halbwertszeit im Serum beträgt jedoch nur 6 min bei G-17, während sie bei G-34 bei 40 min liegt, so daß der Serumspiegel von G-34 entsprechend höher ist als für G-17. Aus der Verteilung der beiden molekularen Formen in der Schleimhaut ist ersichtlich, daß eine Freisetzung aus der Antrum-Mukosa mit einem Anteil von 90 % G-17 eine kurzfristig höhere biologische Aktivität bewirkt im Gegensatz zur Freisetzung aus der Duodenum-Schleimhaut mit anteilmäßig gleicher Verteilung von G-17 und G-34 (28).

Die oben demonstrierte molekulare Heterogenität kommt dadurch zustande, daß die GI-Hormone an unterschiedlichen Stellen enzymatisch gespalten und damit aktiviert werden. Die N-terminale Komponente als Träger und Vermittler der biologischen Aktivität bleibt dabei unverändert.

Eine weitere wichtige Besonderheit der GI-Hormone sind die identischen Aminosäuresequenzen (Abb. 18). Dieses erklärt einerseits die gelegentlich gefundene identische biologische Wirkung verschiedener GI-Hormone am Effektororgan sowie die Kreuzimmunreaktivität in den angewendeten Untersuchungsmethoden, andererseits belegt dies die phylogenetisch gemeinsame Herkunft der GI-Hormone (7).

Abb. 18: Aminosaeurensequenz von VIP, Sekretin, Glucagon, GIP (porcin).

	1	2	3	4	5	6	7	8	9	10	11	12	13	14	15	16	17	18	19	20	21	22	23	24
VIP	His-	Ser-	Asp-	Ala-	Val-	Phe-	Thr-	Asp-	Asn-	Tyr-	Thr-	Arg-	Leu-	Arg-	Lys-	Gln-	Met-	Ala-	Val-	Lys-	Lys-	Tyr-	Leu-	Asn-
Sekretin	His-	Ser-	Asp-	Gly-	Thr-	Phe-	Thr-	Ser-	Glu-	Leu-	Ser-	Arg-	Leu-	Arg-	Asp-	Ser-	Ala-	Arg-	Leu-	Gln-	Arg-	Leu-	Leu-	Gln-
Glukagon	His-	Ser-	Gln-	Gly-	Thr-	Phe-	Thr-	Ser-	Asp-	Tyr-	Ser-	Lys-	Tyr-	Leu-	Asp-	Ser-	Arg-	Arg-	Ala-	Gln-	Asp-	Phe-	Val-	Gln-
GIP	Tyr-	Ala-	Glu-	Gly-	Thr-	Phe-	Ile-	Ser-	Asp-	Tyr-	Ser-	Ile-	Ala-	Met-	Asp-	Lys-	Ile-	Arg-	Gln-	Gln-	Asp-	Phe-	Val-	Asn-

	25	26	27	28	29	30	31	32	33	34	35	36	37	38	39	40	41	42	43
VIP	Ser-	Ile-	Leu-	Asn- NH$_2$															
Sekretin	Gly-	Leu-	Val- NH$_2$																
Glukagon	Trp-	Leu-	Met-	Asp-	Thr														
GIP	Trp-	Leu-	Leu-	Ala-	Gln-	Gln-	Lys-	Gly-	Lys-	Lys-	Ser-	Asp-	Trp-	Lys-	His-	Asn-	Ile-	Thr-	Gln

Identische Reste hervorgehoben
Nach J. Fahrenkrug (7)

Funktion der gastrointestinalen Hormone

Die Freisetzung der gastrointestinalen Hormone wird durch folgende Faktoren bewirkt:

- durch die diskontinuierliche, intraluminale Passage von unterschiedlich zusammengesetzten Nährstoffen;

- durch humorale und neurale Regulationsmechanismen;

- durch das parakrine System mit der Freisetzung von Peptiden und Aminen mit nur lokaler Wirkung.

Generell steuern die GI-Hormone die Darmmotilität und den Sphinctertonus, die endo- und exokrine Sekretion, die Durchblutung, das Wachstum und die Regeneration des Magens und des Darmes (10).

Wienbeck (28) hat die verschiedenen Wirkungsmechanismen der neurohormonalen Regulation am Magendarmtrakt diskutiert (Abb. 19). Er unterscheidet folgende Mechanismen:

1. Endokrine Wirkung:
   Die Peptidhormone werden ins Blut sezerniert und binden sich an sensitive Rezeptoren des gesamten Organismus

2. Parakrine Wirkung:
   Das Peptidhormon wirkt lokal. Es diffundiert aus den endokrinen Zellen durch den Extrazellulärraum zu den angrenzenden Effektorzellen

3. Neuroendokrine Wirkung:
   Die aus Nervenendigungen freigesetzten Neuropeptide gelangen ins Blut und zeigen systemische Wirkung

4. Modifiziert parakrine Wirkung:
   Das Peptidhormon wird über eine axon-ähnliche Ausstülpung der endokrinen Zellen freigesetzt und stimuliert lokal die angrenzenden Effektorzellen

5. Neurotransmission:
   Das regulatorische Peptid wirkt als Neurotransmitter, indem es nach nervaler Reizung in den synaptischen Spalt freigesetzt wird und sich spezifisch an postsynaptische Rezeptoren bindet

6. Neuromodulation:
   Peptidhormone hemmen und potenzieren die Wirkung der Neurotransmitter anderer Neuronen.

Nachdem die spezifischen Membranrezeptoren besetzt sind, kommt es zu einer Peptidfreisetzung. Die intrazelluläre Signalübertragung erfolgt entweder über eine intrazelluläre Ca^{++}Freisetzung oder über vermehrtes cyclisches AMP.

Abb. 19: Wirkungsmechanismen der regulatorischen Peptide bei
der neurohumoralen Kontrolle der gastrointestinalen
Motilität

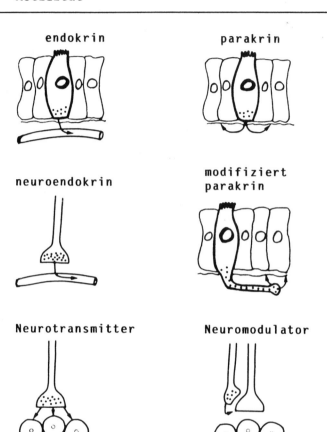

endokrin

parakrin

neuroendokrin

modifiziert
parakrin

Neurotransmitter

Neuromodulator

Nach Wienbeck et al. (28)

Die endokrinen Zellen des Magendarmtraktes setzen die Peptid-hormone wie folgt frei (Tab. 4):

1. Direkt in das Lumen, u.a. Gastrin, Somatostatin, CCK und VIP

2. In das interstitielle Gewebe mit parakriner Wirkung, z.B. Somatostatin

3. In das Blut mit klassisch endokriner Wirkung, z. B. Insu-lin, Glukagon, GIP u.a. (10).

Tab. 4: Wirkungsmechanismen der regulatorischen Peptide

	endokrin	parakrin	modifiziert parakrin	neuro-endokrin	Transmitter	Neuro-modulator
Sekretin	+					
PP	+					
GIP	+					
Bombesin		+	+		+	
Somatostatin	(+)	+	+	+	+	
CCK	+		+		+	
VIP	(+)	(+)			+	
Motilin	+					
Enteroglucagon	+					
Gastrin	+				+	+
Neurotensin	+				+	
Substanz P		+	+		+	+
Enkephaline		+	+		+	+
Serotonin	+			+	+	
Dopamin				+	+	

zusammengestellt in Anlehnung an Johnston (10)

Gastrointestinale Hormone und Hunger- und Sättigungs-regulation

Die Wirkungsweisen der GI-Hormone machen deutlich, daß enge Verbindungen zum Nervensystem (Intrinsisches Nervensystem sowie Parasympathikus und Sympathikus) bestehen. Ein solcher Zusammenhang wird gestützt durch die Tatsache, daß zahlreiche regulatorische Peptide sich sowohl im Magendarmtrakt als auch im Gehirn nachweisen lassen. Wienbeck (28) spricht deshalb von einer "Brain-Gut-Axis" und unterscheidet folgende Gruppen regulatorischer Peptide:

1. Peptide, die aus dem Magendarmkanal und Gehirn isoliert wurden:
   CCK, Neurotensin, Sekretin, Somatostatin, Substanz-P

2. Peptide, die im Magendarmkanal isoliert wurden und im Gehirn eine Immunreaktivität zeigen:
   Bombesin, Motilin, Glukagon, VIP, PP

3. Peptide, die im Gehirn isoliert wurden und im Magendarmkanal eine Immunreaktivität zeigen:
   Endorphine, Enkephaline, TRH

Im folgenden soll die Frage der Regulation von Hunger und Sättigung unter dem Aspekt der gegenseitigen Beeinflussung von hypothalamischen Zentren und Magendarmkanal durch regulatorische Peptide - Neuropeptide und Hormonpeptide - näher erörtert und der heutige Stand des Wissens dargestellt werden.

Neben den klassischen Transmittern wie Acetylcholin, Noradrenalin, Dopamin, GABA und Serotonin kommen in den hypothalamischen Zentren der Hunger- und Sättigungsregulation - Lateraler Hypothalamus (LH), ventromedialer Hypothalamus (VMH) und Nucleus paraventricularis - eine Vielzahl von Neuropeptiden vor, von denen bisher nur wenige auf ihre physiologische Funktion untersucht wurden (22).

Cholecystokinin (CCK), **Glukagon** und **Neurotensin** sind Hormonpeptide, die im Bereiche des LH nachgewiesen worden sind, ursprünglich aber im Magendarmtrakt entdeckt wurden. Nach Injektion von CCK in den LH durch Mikropunktionstechnik wird eine Reduktion der Nahrungsaufnahme beobachtet (29). Während der ersten Stunde der Nahrungsaufnahme wird CCK im LH aus Neuronen freigesetzt, was als Hinweis für die physiologische Bedeutung des sezernierten CCK im LH für die Reduktion der Nahrungsaufnahme gelten kann (19). Andererseits wurde CCK lange Zeit für einen peripheren Sättigungsfaktor gehalten, weil eine CCK-Infusion in die Blutbahn hemmend auf die Nahrungsaufnahme wirkt, wobei eine Vagotomie den Einfluß des CCK auf das Sättigungsverhalten reduziert (24). Gegen CCK als physiologisch peripheren Sättigungsfaktor spricht jedoch, daß alle experimentellen Untersuchungen mit pharmakologischen Dosen durchgeführt wurden und der spezifische CCK-Rezeptoren-

blocker Proglumid keinen Einfluß auf das Sättigungsverhalten
hat (4). Eine intravenöse CCK-Infusion hat keinen Einfluß auf
den CCK-Spiegel im LH (7), hingegen wird im LH vermehrt Noradrenalin freigesetzt, was ebenfalls zu einer Reduktion der
Nahrungsaufnahme führt (15).

Bombesin, ein Tetradecapeptid, das erstmals aus der Frosch-
haut isoliert wurde, reduziert nach peripherer Applikation
die Nahrungsaufnahme. Bei Pavianen bewirkt die intravenöse
Injektion von Bombesin eine vermehrte Kontraktion der Magen-
wandmuskulatur sowie eine Gastrin-, Insulin- und Glukagon-
freisetzung bei unverändertem Blutglucosespiegel. Inwieweit
solche Veränderungen auch unter physiologischen Bedingungen
auftreten, wurde bisher nicht untersucht (10, 28).

Weitere Untersuchungen mit Bombesin zeigen kontroverse Resultate. Stucky et al fanden eine Reduktion der Nahrungsaufnahme
nach Injektion von Bombesin in den LH (26). Dieser Befund
wurde aber von anderen Autoren nicht bestätigt.

Neben den endogenen Opiaten und weiteren Peptiden wurden im
VMH auch **Neurotensin, Somatostatin** und **Substanz P** nachgewiesen. In der Mehrzahl wurden diese Peptide wie jene im LH bisher nicht auf ihre Funktion hin untersucht (22).

Eine VMH-Läsion bewirkt durch Wegfall der inhibierenden Wirkung auf den LH eine gesteigerte Aktivität des N. vagus. Damit verbunden ist eine gesteigerte Nahrungsaufnahme, eine Zunahme des Körpergewichts, eine erhöhte Magensäuresekretion
und Magenmotilität sowie eine gesteigerte **Insulin**sekretion
(3). Die gesteigerte Insulinsekretion ist bereits 20 min nach
Setzen der Läsion nachweisbar. Damit ist der Hyperinsulinismus nicht Folge der vermehrten Nahrungsaufnahme, sondern
primär durch eine vermehrte Vagus-Aktivität bedingt (3). Die
Vagotomie führt dementsprechend zu einem Abfall des gesteigerten Insulinspiegels (1). Damit erfolgt die gesteigerte
Insulinsekretion unabhängig von der Nahrungsaufnahme, was
auch durch folgende Untersuchungen bestätigt wird: wird die
Nahrungsmenge einer Ratte mit VMH-Läsion genau der einer
gesunden Ratte angepaßt, sinkt der Insulinspiegel zwar
leicht, die Tiere mit VMH-Läsion zeigen jedoch trotzdem einen
größeren Gewichtszuwachs als die gesunden Kontrolltiere (3).
Wird bei VMH-lädierten Tieren anstelle der Nahrungsmenge der
Insulinspiegel normalisiert, indem die Innervation durch
Pankreatektomie und Transplantation von Langerhansschen
Inseln ausgeschaltet wird, zeigen die Tiere einen normalen
Gewichtszuwachs.

Strubbe et al injizierten Insulin-Antikörper in den VMH und
beobachteten in der Folge eine gesteigerte Nahrungsaufnahme
(25). Da Insulin unter physiologischen Bedingungen in den
Neuronen des VMH nicht nachweisbar ist, stellt sich die Frage, ob Insulin nach Durchtritt durch die Blut-Hirn-Schranke
bestimmte Neuronen beeinflußt und diese Wirkung durch neutra-
lisierende Antikörper verhindert wird (22).

Jeanrenaud et al zeigten an genetisch adipösen Zuckerratten, daß bei diesen Tieren ein Prä-Adipositas-Syndrom nachweisbar ist: Dessen Merkmal besteht bei den noch jungen Tieren in einer Hyperinsulinämie, bevor sich die gesteigerte Nahrungszufuhr und die Adipositas manifestieren (18). Auch beim Menschen gibt es Hinweise, daß die zephale Phase der Insulinsekretion beim Adipösen gesteigert ist (17).

Die Insulinsekretion hängt im weiteren von der Geschwindigkeit ab, mit der der Nahrungsbrei den Magen verläßt und in den Darm übertritt. Intestinale Faktoren und ein Anstieg der Blutglucose bewirken eine vermehrte Insulinausschüttung. Eine verzögerte Magenentleerung hat eine zeitlich verzögerte und längerfristige Resorptionsphase zur Folge sowie eine verzögerte und verminderte Insulinsekretion. Fetthaltige sowie Kohlenhydrate in fester Form enthaltende Nahrung verlängert die Verweildauer im Magen (21).

Zwischen der basalen Insulinsekretion und dem Fettgewebsanteil des Gesamtorganismus besteht eine direkte Korrelation: Je adipöser der Organismus, desto höher der basale Insulinspiegel. Woods et al (30) postulieren aufgrund ihrer Resultate die Hypothese von zwei verschiedenen Insulinrezeptoren:

1. Der Insulinspiegel im Blut reguliert die Glukosekonzentration und andere Energiequellen im Blut, so daß dem Gesamtorganismus kurzfristig genügend Energie zur Verfügung steht

2. Der Insulinspiegel im Liquor reguliert den Fettgewebsanteil des Gesamtorganismus, sog. "Adipostat". Nur ein geringer Insulinanteil passiert physiologischerweise die Blut-Hirn-Schranke.

Dieses Postulat basiert auf den Resultaten des folgenden Experimentes: Eine prolongierte intrathekale Insulininfusion führte bei Pavianen zu einer dosisabhängigen Reduktion der Nahrungsaufnahme sowie des Körpergewichtes. Das Plasmainsulin und die Blutglucosewerte zeigten keine Veränderungen. Glukagon hatte keine Wirkung.

Ein Insulin-Anstieg im Blut unter Vermeidung einer Hypoglykämie führt langfristig zu einer Reduktion der Nahrungsaufnahme und des Körpergewichtes. Höhere Insulindosen, die zur Hypoglykämie führen, haben den gegenteiligen Effekt (16, 27).

GIP - gastrisch inhibitorisches Polypeptid oder Glukose-abhängiges insulotrophisches Peptid - hemmt einerseits die Magenmotilität und -säuresekretion sowie die Gastrinfreisetzung, andererseits fördert es die Insulinfreisetzung, wobei der adäquate Stimulus intraluminale Glukose ist. GIP ist der insulin-sekretagoge Faktor des Gastrointestinaltraktes; dementsprechend kommt es nach oraler Gabe von Glukose zum "entero-insularen Response". Intravenöse Applikation von GIP in physiologischer Dosierung stimuliert die B-Zellen des Pankreas.

Bei Adipositas und/oder bei rascher Chymus-Passage ist diese entero-insulare Achse während der Resorptionsphase überaktiv, bei Adipositas finden sich auch erhöhte basale Spiegel (6). Die Rolle dieses Befundes bezüglich der Entstehung der Adipositas kann zur Zeit noch nicht überblickt werden.

Somatostatin wird in den D-Zellen der Antrum- und Duodenalschleimhaut sowie in den Langerhans'schen Inseln gebildet und ist somit anatomisch in direkter Nachbarschaft zu den A-, B- und G-Zellen lokalisiert. Die biologische Aktivität besteht einerseits in einer Hemmung der Freisetzung von STH und TSH, andererseits hemmt Somatostatin die meisten gastrointestinalen Hormone (Glukagon, PP, GIP, Sekretin, CCK, Gastrin, Insulin), indem es deren Sekretion und deren Antwort am Zielorgan hemmt.

Synthetische Analoga des Somatostatin mit länger anhaltender Wirkung werden als Pharmaka eingesetzt. Indikationen für deren Anwendung sind akute Pankreatitis, akute Magenblutung, Kurzzeitkontrolle bei VIPomen und Insulinomen sowie der insulinabhängige Diabetes nach Abschluß des Wachstums. Es soll beim Diabetes eine bessere Stoffwechselkontrolle durch verminderte Glukagonfreisetzung erfolgen sowie langfristig wegen der verminderten STH-Sekretion die mikroangiopathischen Spätkomplikationen hinauszögern. Im Rahmen der Diskussion von Hunger und Sättigung ist seine generell hemmende Wirkung auf exo- und endokrine Funktionen des Magen-Darm-Pankreas-Traktes von Bedeutung (10).

Durch orale Zufuhr von Proteinen, Fetten und in vermindertem Maße auch von Kohlenhydraten kommt es zur Freisetzung von Somatostatin. Indem es die exo- und endokrinen Sekretionsprozesse des Magendarmkanals abschwächt, werden überschießende Reaktionen vermieden. Die Neutralisation zirkulierender Somatostatins im postprandialen Zustand bewirkt eine Zunahme des Insulin, Gastrin, PP und der Nahrungstriglyzeride im Blut; Somatostatin bremst folglich die Resorptionsrate der Nahrungsbestandteile aus dem Darm. Andererseits wird die Somatostatinfreisetzung durch Insulin gehemmt (20). Durch Nahrungsaufnahme in den Magen wird Somatostatin freigesetzt. Lotter et al. (13) demonstrierten, daß Somatostatin zu einem Sättigungsverhalten führt.

Bei einem durch Glukose bedingten Hyperinsulinismus kann die oben genannte Insulin-Somatostatin-Wechselwirkung eine Somatostatin-Freisetzung reduzieren, die Resorption der Nährstoffe aus dem Darmlumen beschleunigen und damit wiederum die Insulinausschüttung fördern.

Bei Adipositas ist der Somatostatinspiegel sowohl in der Resorptions- als auch in der Postresorptionsphase erniedrigt. Somit könnte Somatostatin bei der Pathogenese des Hyperinsulinismus sowie der resultierenden Adipositas eine ursächliche Rolle spielen (23).

Experimentelle Untersuchungen an verschiedenen Spezies inklusive dem Menschen haben gezeigt, daß die Füllung und Dehnung des Magens für das Sättigungsverhalten von Bedeutung ist. Durch eine Scheinfütterung, bei der die aufgenommene Nahrung über eine Magenfistel entfernt wird, wird sowohl die Zeitdauer als auch die Nahrungsmenge pro Mahlzeit deutlich gesteigert (9a). Auch die Geschwindigkeit, mit der der Chymus den Magen verläßt, spielt eine Rolle für das Sättigungsverhalten. Ein partieller Pylorusverschluß führt zu einer verzögerten Magenentleerung und zu einer verminderten Nahrungsaufnahme (5). Dieselben Befunde treten am transplantierten, d.h. denervierten Magen auf, was für eine hormonale Vermittlung der Sättigung spricht (11). Ebenso führt Nahrung im Dünndarm zur Sättigung, wie verschiedene Autoren zeigen konnten. Stellvertretend für die Vielzahl der Untersuchungen sei erwähnt, daß die Ableitung des Darminhaltes am Treitzschen Band zur gesteigerten Nahrungsaufnahme bei Affen führt (9b).

Im Vergleich zu Normalgewichtigen ist die Magenentleerung bei adipösen Menschen gesteigert (31).

PP – Pankreatisches Polypeptid – besteht aus 36 Aminosäuren und wird in den PP/D2-Zellen an der Peripherie der Langerhans'schen Inseln, in geringer Menge auch in der Darmmukosa gebildet. Die Freisetzung von PP, welche über mehrere Stunden anhält, wird stimuliert durch:

- die orale Zufuhr von Eiweiß, Fett und Kohlenhydraten
- vagale Reizung und
- hormonell durch CCK, Sekretin und GIP sowie parakrin durch VIP.

Die Freisetzung wird durch Somatostatin gehemmt. Die biologische Aktivität besteht in der spät-postprandialen Verminderung der Pankreasenzymsekretion, in der Verminderung des Galleflusses sowie möglicherweise in der Beteiligung an den postprandialen Sättigungsmechanismen (10).

PP spielte früher als Verunreinigung der Insuline eine Rolle, wobei es zur Bildung von Anti-PP-Antikörpern kam, zur PP-Zell-Hyperplasie und zur gastrointestinalen Dysfunktion. Heutzutage ist die PP-Spiegel-Bestimmung von diagnostischer Bedeutung zur Erfassung des Schweregrades einer abdominalen Vagus-Schädigung bei autonomer Polyneuropathie.

Bei adipösen Patienten sind die PP-Serumspiegel signifikant niedriger als bei normalgewichtigen Kontrollen. Bei adipösen Mäusen kann eine PP-Zell-Hyperplasie nachgewiesen werden. Wird diesen Tieren PP injiziert, kommt es zu einer Reduktion der Futteraufnahme und des Körpergewichts (8, 10).

Glukagon besteht biochemisch aus 29 Aminosäuren. Es ist aufgrund des gemeinsamen phylogenetischen Ursprungs strukturell verwandt mit Sekretin, VIP und GIP. Parallel zur topografischen Nachbarschaft der A-Zellen zu den übrigen APUD-Zellen der Inseln besteht funktionell ein wechselseitiger Feedback-Mechanismus der produzierten Hormone: Glukagon stimuliert die Insulinfreisetzung, Insulin hemmt die Glukagon-Freisetzung und Somatostatin hemmt sowohl die Insulin- wie die Glukagon-Freisetzung. Folgende Reize bewirken eine Glukagon-Freisetzung:

- proteinhaltiger und in geringem Maße fetthaltiger Darminhalt;

- Cholin- und adrenerge Reizung mit sofortiger Glukagon-Freisetzung bei Streß;

- GIP und VIP;

- Hypoglykämie und Aminosäuren-Infusion.

Glukagon bewirkt funktionell eine Erhöhung des Blutglukosespiegels. Die Serumspiegel der Glukose, der Amino- und der Fettsäuren beeinflussen das Insulin-/Glukagon-Verhältnis, das seinerseits die schrittmachenden Stoffwechselwege in der Leber steuert. Eine katabole Stoffwechsellage ist charakterisiert durch ein tiefes Insulin-/Glukagon-Verhältnis mit Glykogenolyse, Gluconeogenese und Proteinabbau. Eine anabole Stoffwechsellage ist gekennzeichnet durch ein hohes Insulin-/Glukagon-Verhältnis mit Glykogensynthese und Konservierung der Aminosäuren in der Leber.

Glukagon wurde im LH und Nucleus paraventricularis nachgewiesen. Bisher wurden keine Untersuchungen bezüglich seiner physiologischen Bedeutung im LH durchgeführt (10).

Nach Injektion von neutralisierenden Glukagon-Antikörpern ins Peritoneum wird eine gesteigerte Nahrungsaufnahme beobachtet (12). Die Wirkung von Glukagon kann durch trunkale oder hepatische Vagotomie reduziert werden.

Schlußbemerkungen

Die Kriterien für eine Sättigung bestehen darin, daß die Nahrungsaufnahme nicht verzögert, keine Aversion gegen die Nahrung hervorgerufen und die Mahlzeit früher beendet wird. Diese Kriterien konnten für verschiedene der oben diskutierten Faktoren und Einflüsse nachgewiesen werden.

Zusammenfassend soll betont werden, daß die Regulation der Nahrungsaufnahme und Sättigung ein komplexer Vorgang ist, der durch das Zusammenspiel exo- und endogener Faktoren mitbestimmt wird, wie dies abschließend in Abb. 20 dargestellt ist (14).

Dabei spielen die gastrointestinalen Hormone als Vermittler
von Sättigung eine integrale Rolle zusammen mit den hypothalamischen Zentren, dem Parasympathikus und Sympathikus, dem
intrinsischen Nervensystem des Magendarmtraktes sowie den
absorbierten Nährstoffen im Blut (Abb. 20). Bezüglich der
regulatorischen Peptide in der Peripherie kommt sicherlich
dem Insulin und dem Somatostatin eine Schlüsselfunktion zu.

Abb. 20: Sättigungssystem mit multiplen peripheren Faktoren
und deren Verbindung zum Zentralnervensystem

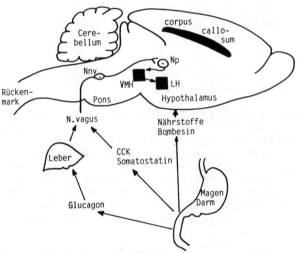

Nnv = Nucleus n. vagi
VMH = ventromedialer Hypothalamus
Np = Nucleus paraventricularis
LH = lateraler Hypothalamus

Nach Morley (14)

Anschrift der Verfasser

Dr. Helen Hochreutener und Prof. Dr. K. Baerlocher
Ostschweizerisches Kinderspital
Claudiusstraße 6

CH-9000 St. Gallen

Danksagung

Für die photographischen Aufnahmen von hellen und CCK-
haltigen Zellen der Darmmukosa (Abb. 17a und c) danken die
Autoren Prof. Dr. Heitz, Institut für Pathologie der
Universität Basel.

Literatur

1. Berthoud HR et al.
   Acute hyperinsulinemia and its reversal by vagotomy after
   lesions of the VMH in anesthesized rats.
   Endocrinology 1979;105:146-51.

2. Bloom SR, Polak JM.
   Introduction "Gut hormones in disease".
   In: Basic Science in Gastroenterology Physiology of the
   gut; p. 1. Eds: Polak JM, Bloom SR et al.
   Glaxo Group Res. Ltd., Page Bros Ltd., Norwich (England).

3. Bray GA et al.
   Hypothalamic obesity.
   Diabetologia 1981;20:366-77.

4. Collins SM et al.
   Inhibition of satiety by a cholecystokinin antagonist is
   independent of gastric emptying.
   Peptides 1984;5:481-84.

5. Deutsch JA et al.
   The stomach signals satiety.
   Science 1978;201:165-67.

6. Ebert R, Creutzfeldt W.
   Gastric Inhibitory Polypeptide.
   In: Clinics in Gastroenterology.
   Saunders, London - Philadelphia - Toronto
   1980;9:No.3:679-698.

7. Fahrenkrug J.
   Vasoactive Intestinal Polypeptide.
   In: Clinics in Gastroenterology.
   Saunders, London - Philadelphia - Toronto
   1980;9:No.3:633-643.

8. Floyd JC et al.
   A newly recognized pancreatic islet polypeptide; Plasma
   levels in health and disease.
   Recent Progress in Hormone Research 1977;33:519-570.

9a. Gibbs J et al.
   CCK decreases food intake in rhesus monkeys.
   Am J Physiol 1976;230:15-18.

9b. Gibbs J et al.
   Sham feeding in the rhesus monkey.
   Physiol Behav 1978;20:245-49.

10. Johnston D.
   Gastrointestinal endocrinology.
   In: Brook C. ed: Clinical Paediatric Endocrinology.
   Blackwell Scientific Publications, Oxford - London -
   Edinburgh - Boston - Melbourne 1981.

11. Koopmans HS.
    A stomach hormone that inhibits food intake.
    In: Kral et al, Vagal Nerve Function.
    Elsevier Amsterdam 1983.

12. Langhans W et al.
    Stimulation of feeding in rats by intraperitoneal
    injection of antibodies to glucagon.
    Science 1982;218:814-95.

13. Lotter EC et al.
    Somatostatin decreases food intake of rats and baboons.
    J Comp Physiol Psychol 1981;95:278-87.

14. Morley JE et al.
    Neuropeptides and apetite: contribution of
    neuropharmacological modelling.
    Federation Proceedings 1984;43(14):2903-07.

15. Myers RD et al.
    Satiety signal from intestine triggers brain
    noradrenergic mechanismus.
    Science 1980;209:1035-37.

16. Nicolaidis S et al.
    Physiological determinant of hunger, satiation and
    satiety.
    Am J Clin Nutrition 1985;42:1083-92.

17. Parra-Covarrubias A et al.
    Cephalic phase of insulin secretion in obese adolescents.
    Diabetes 1971;20:800-802.

18. Rohner-Jeanrenaud E et al.
    Involvement of the cholinergic system in insulin and
    glucagon oversecretion of genetic preobesity.
    Endocrinology 1984;116:830-34.

19. Schick R et al.
    CCK-8 is released from the hypothalamus in response to an
    intragastric meal in anesthesized cats.
    Soc Neurosci Abstr 1985;11:968.

20. Schusdziarra V et al.
    Splanchnic somatostatin: a hormonal regulator of nutrient
    homeostasis.
    Science 1980;207:530-32.

21. Schusdziarra V et al.
    Effect of solid and liquid carbohydrates upon
    postprandial pancreatic endocrine function.
    J Clin Endocrinol Metab 1981;53:16-20.

22. Schusdziarra V.
    Gastrointestinale Hormone und Neuropeptide. Ihre Rolle
    bei der Nahrungsaufnahme und -verwertung.
    Stuttgart, Kohlhammer 1985.

23. Schusdziarra V et al.
    Effect of lowdose somatostatin infusion on pancreatic and
    endocrine function in lean and obese non-diabetic humans.
    Diabetes 1985;34:595-601.

24. Smith GP et al.
    Abdominal vagotomy blocks the satiety effect of CCK in
    the rat.
    Science 1981;213:1036-37.

25. Strubbe JH et al.
    Increased feeding in response to bilateral injection of
    insulin antibodies in the VMH.
    Physiol Behav 1977;19:309-13.

26. Stuckey JA.
    Lateral hypothalamic injection of bombesin decreases food
    intake in rats.
    Brain Res Bull 1982;8:617-21.

27. Van der Weele DA et al.
    Peripheral glucosesensitive Satiety in the Rabbit and the
    Rat.
    In: Hunger, Basic Mechanisms and Clinical Implications.
    Ed. by Novin D.
    Raven Press, New York 1976.

28. Wienbeck M, Erckenbrecht J, Wyrwicka W, Bray GA.
    The control of gastrointestinal motility by GI-Hormones.
    In: Clinics in Gastroenterology.
    Saunders, London - Philadelphia - Toronto
    1982;11:No.3:523-543

29. Willis GL et al.
    The role of some central catecholamine systems in
    cholecystokinin-induced satiety.
    Peptides 1984;5:41-46.

30. Woods S et al.
    Insulin: its relationship to the central nervous system
    and to the control of food intake and body weight.
    Am J Nutrition 1985;42:1063-71.

31. Wright RA et al.
    Gastric emptying and obesity.
    Gastroenterology 1983;84:747-51.

EINFLUSS DER LEBER AUF DIE REGULATION VON HUNGER UND SÄTTIGUNG

W. Langhans und E. Scharrer, Zürich

Einleitung

Die Leber spielt im intermediären Stoffwechsel eine zentrale Rolle. Es ist daher verständlich, daß sie für die postabsorptive Regulation der Nahrungsaufnahme von Bedeutung ist. Russek vermutete als erster, daß von der Leber Signale ausgehen, die den Verzehr steuern (22). Er fand, daß intraportale, nicht aber intrajugulare Glucose-Infusionen bei Hunden den Verzehr reduzieren (23). Vergleichbare Ergebnisse erhielten andere Arbeitsgruppen unter bestimmten Bedingungen auch in Experimenten an Ratten (29) und Kaninchen (20). Wenn auch intraportale Glucose-Infusionen nicht immer den Verzehr reduzierten (2, 28), so wurde doch aufgrund solcher und anderer Befunde die Existenz hepatischer Glucose-Rezeptoren postuliert, von denen ein glucostatisches Feedback-Signal ausgehen soll (19, 22, 23).

An der Existenz hepatischer Glucose-Rezeptoren bestehen inzwischen kaum noch Zweifel, da die Infusion von D-Glucose, nicht aber von anderen Zuckern in die Pfortader zu einer Verminderung der Aktionspotentialfrequenz in afferenten hepatischen Vagusfasern führt (18). Die intraportale Infusion von Glucose-Antimetaboliten, z. B. 2-Desoxyglucose, bewirkt hingegen eine Verzehrssteigerung (19) und eine Zunahme der Aktionspotentialfrequenz in afferenten Vagusfasern (18). Die hepatischen Glucose-Rezeptoren registrieren demnach offenbar die Metabolisierung der Glucose.

In den letzten Jahren wurden in der Leber auch Osmo-, Thermo- und Barorezeptoren lokalisiert (25). Im Zusammenhang mit der Nahrungsaufnahmeregulation konzentrierte sich das Interesse jedoch weitgehend auf hepatische Glucose-Rezeptoren. Die Möglichkeit, daß auch andere Metabolite als Glucose oder deren Abbauprodukte in der Leber Hunger- bzw. Sättigungssignale auslösen könnten, wurde dabei erstaunlicherweise kaum in Betracht gezogen.

Energostatische Signale von der Leber

In einer Reihe von Experimenten stellten wir fest, daß die subcutane Injektion so unterschiedlicher Metabolite wie Glycerin, Malat, Hydroxybutyrat, Lactat oder Pyruvat bei Ratten jeweils zu einer etwa gleich stark ausgeprägten Verzehrsdepression führt (11, 12). Diese beruht offenbar auf der mitochondrialen Oxidation der applizierten Metabolite (11, 12). Da die Leber im Stoffwechsel aller genannten Substanzen eine wichtige Rolle spielt, untersuchten wir in weiteren Experimenten den Einfluß einer selektiven Durchtrennung des hepatischen Vagusastes auf den verzehrsreduzierenden Effekt von Glycerin, Malat, Hydroxybutyrat, Lactat und Pyruvat.

Abb. 21 zeigt, daß die bei scheinvagotomierten Kontrollratten nach subcutaner Injektion der betreffenden Metabolite zu beobachtende Verzehrsdepression bei vagotomierten Ratten nicht auftrat (11, 13). Der Effekt ist demnach von einem intakten hepatischen Vagusast abhängig.

Abb. 21: Einfluß der hepatischen Vagotomie auf den verzehrs-reduzierenden Effekt unterschiedlicher Metabolite bei Ratten

---

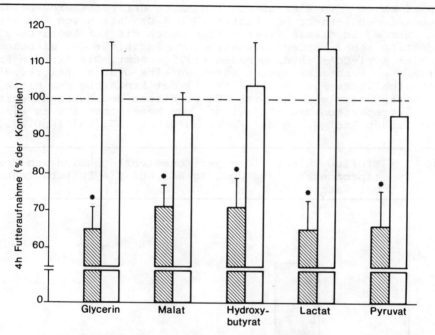

Dargestellt sind die Futteraufnahmen ($\overline{x}$ + SF, n=14) bis 4 h nach Injektion der betreffenden Metabolite in Prozent der jeweiligen Kontrollwerte.

*Die betreffenden Werte sind signifikant (T-Test: $p < 0,05$) niedriger als die jeweiligen Kontrollwerte (= 100 %) in derselben Operationsgruppe.

Der hepatische Vagusast besteht bei der Ratte zu etwa 90 %
aus afferenten Fasern (25). Außerdem beeinflußte eine pharma-
kologische Blockade efferenter Vagusfasern mittels Atropinmethylnitrat den verzehrsreduzierenden Effekt von Lactat
nicht (13). Offenbar lösen demnach Glycerin, Malat, Hydroxybutyrat, Lactat und Pyruvat in der Leber ein über afferente
Vagusfasern weitergeleitetes Sättigungssignal aus. Wie bereits erwähnt, resultiert das betreffende Signal wahrscheinlich aus der mitochondrialen Oxidation der applizierten Metabolite (12).

Da Fettsäuren ein wichtiges Substrat für den oxidativen
Stoffwechsel in der Leber sind, untersuchten wir in neueren
Experimenten den Einfluß einer Hemmung der Fettsäuren-Oxida-
tion auf den Verzehr bei Ratten. Die β-Oxidation von Fettsäuren wurde in diesen Experimenten durch die intraperitoneale
Injektion von 2-Mercaptoacetat, einem Inhibitor der mitochondrialen Acyl-CoA-Dehydrogenasen (1), gehemmt. Die für die Experimente benutzten Ratten waren an eine Diät adaptiert, die
bezüglich ihres Fettgehaltes (18 %) der Ernährung des Mittel-
europäers vergleichbar ist. Unter diesen Bedingungen führte
die intraperitoneale Injektion von Mercaptoacetat zu einer
drastischen Steigerung der Futteraufnahme (15, 26) (Abb. 22).

Abb. 22: Einfluß einer intraperitonealen Injektion von Mercaptoacetat (400 µmol/kg KG) auf die Futteraufnahme
bei Ratten

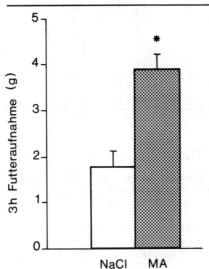

Dargestellt sind die Futteraufnahmen ($\bar{x} \pm$ SF, n=28)
bis 3 h nach der Injektion von Mercaptoacetat (MA)-
oder Kontroll (NaCl)-Lösung.
*Signifikant (T-Test: $p < 0,01$) höher als der Kon-
trollwert

Diese Verzehrssteigerung beruhte interessanterweise ausschließlich auf einer vorübergehenden Erhöhung der Mahlzeitenfrequenz (15). Nach intraperitonealer Injektion verkürzte
Mercaptoacetat nämlich die Latenzzeit bis zur ersten Mahlzeit
sowie die Dauer des folgenden Mahlzeitenintervalls, beeinflußte die Größe der ersten Mahlzeit jedoch nicht (Tab. 5).

Tab. 5: Einfluß einer Mercaptoacetat-Injektion (400 µmol/kg
KG) auf das Mahlzeitenmuster bei Ratten

	Latenzzeit (min)	Größe der 1. Mahlzeit (g)	Mahlzeiten-intervall (min)
NaCl (n=12)	227 + 51	2.4 + 0.3	241 + 35
Mercaptoacetat (=12)	29 + 32**	2.2 + 0.3	117 + 30*

Angegeben sind jeweils die Mittelwerte + Standardfehler der
Mittelwerte

*,** Die Werte für Mercaptoacetat- und NaCl-injizierte Ratten
sind signifikant verschieden (T-Test: * p < 0.05,
** p < 0.01)

Im kürzlich durchgeführten Parallelversuch an Ratten mit
durchtrenntem hepatischem Vagusast und an scheinvagotomierten
Ratten stimulierte Mercaptoacetat den Verzehr bei scheinvagotomierten Tieren um 140 %, bei vagotomierten Tieren jedoch
nur um 38 % (16). Durch Atropinmethylnitrat wurde der ver-
zehrssteigernde Effekt von Mercaptoacetat hingegen nicht
beeinflußt (16).

Aus diesen Ergebnissen kann geschlossen werden, daß die Oxidation von Fettsäuren in der Leber ein über afferente Vagusfasern weitergeleitetes energostatisches Signal auslöst, das
die Dauer der Sättigung nach einer Mahlzeit und damit die
Mahlzeitenfrequenz mitbestimmt. Dies dürfte auch für die Oxidation anderer energieliefernder Substrate gelten (4, 11).
Energostatische Signale von der Leber sind auch bezüglich des
Sättigungseffektes von Glucagon interessant. Seit langem ist
bekannt, daß die Injektion von Glucagon bei Mensch und Tier
den Verzehr reduziert (6, 27). Die intraperitoneale Injektion
von Glucagon-Antikörpern stimulierte hingegen den Verzehr bei
Ratten (9), was dafür spricht, daß Glucagon ein physiologi-
scher Sättigungsfaktor ist. Vermutlich löst Glucagon in der
Leber ein vagal vermitteltes Sättigungssignal aus (7, 10).
Neueste Befunde deuten darauf hin, daß das betreffende Signal
nicht, wie bisher angenommen, durch den glycogenolytischen
Effekt von Glucagon ausgelöst wird (14). Glucagon stimuliert

in der Leber jedoch auch die Oxidation von Fettsäuren (5) und könnte demnach auch über diesen Effekt ein hepatisches Sättigungssignal aktivieren. Es bleibt die Frage, wie die mitochondriale Oxidation von Fettsäuren und/oder anderen Metaboliten in ein nervales Signal transformiert wird.

"Codierung" energostatischer Signale in der Leber

Die durch intraportale Glucose-Infusion verursachte Abnahme der Aktionspotentialfrequenz in afferenten hepatischen Vagusfasern scheint auf einer Aktivierung der Na^+/K^+-ATPase zu beruhen. Der betreffende Effekt trat nämlich nach Infusion des die Na^+/K^+-ATPase hemmenden Herzglycosids Ouabain (G-Strophantin) nicht auf (17). Umgekehrt könnte die Erhöhung der Aktionspotentialfrequenz nach intraportaler Infusion von 2-Desoxyglucose durch eine indirekte Hemmung der Na^+/K^+-ATPase bedingt sein (17). Diese Ergebnisse lassen vermuten, daß auch die Hemmung bzw. Stimulierung des Verzehrs nach intraportaler Applikation von Glucose (23) bzw. 2-Desoxyglucose (19) auf Veränderungen in der Aktivität der Na^+/K^+-ATPase beruht.

In diesem Zusammenhang ist ferner interessant, daß unterschiedliche Metabolite, einschließlich Lactat und Pyruvat, an der perfundierten Rattenleber zu einer Hyperpolarisation der Leberzellmembran führten (3). Auch dieser Effekt ließ sich durch Ouabain blockieren (3) und war anscheinend, wie der Sättigungseffekt von Lactat und Pyruvat (11, 12), von der Verstoffwechselung der applizierten Substrate abhängig (3). Glucagon, das - wie bereits erwähnt - sättigend wirkt (6, 9, 27), hyperpolarisiert die Leberzellmembranen ebenfalls (8, 21). In diesem Fall beruht der Effekt offenbar auf einer Stimulierung der Na^+/K^+-ATPase und auf einer Erhöhung der K^+-Permeabilität der Zellmembranen (8, 21). Nach neuesten Befunden geht außerdem eine durch intraperitoneale Ouabain-Injektion verursachte Hemmung der hepatischen Na^+/K^+-ATPase mit einer Verzehrssteigerung einher (unveröffentlichte Ergebnisse).

Ausgehend von den Vorstellungen Niijima's (17) und Russek's (24), könnte demnach die Entstehung bzw. "Codierung" energostatischer Feedback-Signale in hepatischen Chemorezeptoren nach folgendem Schema ablaufen: Die Oxidation unterschiedlicher energieliefernder Substrate beeinflußt die Aktivität der Na^+/K^+-ATPase sowie möglicherweise auch die K^+-Permeabilität der Zellmembran und moduliert damit das Membranpotential der Hepatozyten. Daraus resultieren die als Signale für das Gehirn fungierenden Veränderungen der Aktionspotentialfrequenz in afferenten Vagusfasern, welche die Hepatozyten innervieren (25). Die Aktionspotentialfrequenz in den Nervenfasern ist dabei offenbar umgekehrt proportional zum Membranpotential der innervierten Zellen (17, 18). In Abb. 23 ist diese Hypothese zur Entstehung energostatischer Hunger- bzw. Sättigungssignale in der Leber schematisch dargestellt.

Abb. 23: Schema zur Entstehung bzw. "Codierung" energostatischer Feedback-Signale in hepatischen Chemorezeptoren

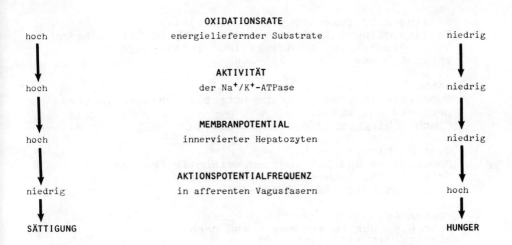

Anschrift der Verfasser

Dr. W. Langhans und Prof. Dr. E. Scharrer
Institut für Veterinär-Physiologie
der Universität Zürich
Winterthurer Straße 260

CH-8057 Zürich

Literatur

1. Bauche F, Sabourault S, Guidicelli Y, Nordmann J, Nordmann R.
   2-Mercaptoacetate administration depresses β-oxidation pathway through an inhibition of long chain acyl-CoA dehydrogenase activity.
   Biochem J 1981;196:803-809.

2. Bellinger L, Trietley G, Bernardis LL.
   Failure of portal glucose and adrenaline infusions or liver denervation to affect food intake in dogs.
   Physiol Behav 1976;16:299-304.

3. Dambach G, Friedmann N.
   Substrate-induced membrane potential changes in the perfused rat liver.
   Biochim Biophys 1974;367:366-370.

4. Even P, Nicolaidis S.
   Spontaneous and 2DG induced metabolic changes and feeding: The ischymetric hypothesis.
   Brain Res Bull 1985;15:429-435.

5. Foster DW.
   From glycogen to ketones - and back.
   Diabetes 1984;33:1188-1199.

6. Geary N, Smith GP.
   Pancreatic glucagon and postprandial satiety in the rat.
   Physiol Behav 1982;28:313-322.

7. Geary N, Smith GP.
   Selective hepatic vagotomy blocks pancreatic glucagon's satiety effect.
   Physiol Behav 1983;31:391-394.

8. Kraus-Friedmann N, Hummel L, Radominska-Pyrek A, Little J.M., Lester R.
   Glucagon stimulation of hepatic Na^+K^+-ATPase.
   Mol Cell Biochem 1982;44:173-180.

9. Langhans W, Zieger U, Scharrer E, Geary N.
   Stimulation of feeding in rats by intraperitoneal injections of antibodies to glucagon.
   Science 1982;218:894-896.

10. Langhans W, Pantel K, Müller-Schell W, Eggenberger E, Scharrer E.
    Hepatic handling of pancreatic glucagon and glucose during meals in rats.
    Am J Physiol 1984;247:R827-R832.

11. Langhans W, Egli G, Scharrer E.
    Regulation of food intake by hepatic oxidative
    metabolism.
    Brain Res Bull 1985;15:425-428.

12. Langhans W, Damaske U, Scharrer E.
    Different metabolites might reduce food intake by the
    mitochondrial generation of reducing equivalents.
    Appetite 1985;6:143-152.

13. Langhans W, Egli G, Scharrer E.
    Selective hepatic vagotomy eliminates the hypophagic
    effect of different metabolites.
    J Auton Nerv Syst 1985;13:255-262.

14. Langhans W, Scharrer E, Geary N.
    Pancreatic glucagon's effects on satiety and hepatic
    glucose production are independently affected by diet
    composition.
    Physiol Behav 1986;36:483-487.

15. Langhans W, Scharrer E.
    Role of fatty acid oxidation in control of meal pattern.
    Behav Neural Biol; im Druck.

16. Langhans W, Scharrer E.
    Evidence for a vagally mediated satiety signal derived
    from hepatic fatty acid oxidation.
    J Auton Nerv Syst; im Druck.

17. Niijima A.
    Glucose-sensitive afferent nerve fibers in the liver and
    their role in food intake and blood glucose regulation.
    J Auton Nerv Syst 1983;9:207-220.

18. Niijima A.
    The effect of D-glucose on the firing rate of
    glucose-sensitive vagal afferents in the liver in
    comparison with the effect of 2-deoxy-D-glucose.
    J Auton Nerv Syst 1984;10:255-260.

19. Novin D, VanderWeele DA, Rezek M.
    Infusion of 2-deoxy-D-glucose into the hepatic-portal
    system causes eating: evidence for peripheral
    glucoreceptors.
    Science 1973;181:858-860.

20. Novin D, Sanderson JO, VanderWeele DA.
    The effect of isotonic glucose on eating as a function of
    feeding condition and infusion site.
    Physiol Behav 1974;13:3-7.

21. Petersen OH.
    The effect of glucagon on the liver cell membrane
    potential.
    J Physiol 1974;239:647-656.

22. Russek M.
    An hypothesis on the participation of hepatic
    glucoreceptors in the control of food intake.
    Nature 1963;197:79-80.

23. Russek M.
    Demonstration of the influence of an hepatic
    glucose-sensitive mechanism on food intake.
    Physiol Behav 1970;5:1207-1209.

24. Russek M.
    Current status of the hepatostatic theory of food intake.
    Appetite 1981;2:137-43 and 157-162.

25. Sawchenko PE, Friedman MI.
    Sensory functions of the liver - a review.
    Am J Physiol 1979;236:R5-R20.

26. Scharrer E, Langhans W.
    Control of food intake by fatty acid oxidation.
    Am J Physiol 1986;250:R1003-R1006.

27. Schulmann JL, Carleton JL, Whitney G, Whitehorn JC.
    Effect of glucagon on food intake and body weight in man.
    J Appl Physiol 1957;II:419-421.

28. Yin TH, Tsai CT.
    Effects of glucose on feeding in relation to routes of
    entry in rats.
    J Comp Physiol Psychol 1973;85:258-264.

29. Yin TH, Tsai WH, Barone FC, Wayner MJ.
    Effects of continuous intramesenteric infusion of glucose
    and amino acids on food intake of rats.
    Physiol Behav 1979;22:1207-1210.

APPETITVERHALTEN BEI HYPERAMMONÄMIE

C. Bachmann, Bern

Einleitung

Kongenitale Hyperammonämie führt einerseits bei akuten Krisen, andererseits auch bei chronischem Zustand zu Appetitstörungen. Als weitere Symptome, die in diesem Zusammenhang von Interesse sind, können Hypalgesie und beim Neugeborenen Temperaturlabilität erwähnt werden.

Die Erforschung der dafür verantwortlichen pathogenetischen Mechanismen ist nicht einfach, da das Geschehen im Zentralnervensystem (ZNS) abläuft. Deshalb sind zu deren Klärung Tierversuche unumgänglich. Nachstehend sollen einige Beispiele dargestellt sowie auf die Schwierigkeiten und Gefahren von Überinterpretationen hingewiesen werden. Aus den Ergebnissen werden schließlich therapeutische Konsequenzen abgeleitet.

Experimentelle Studien

Es wird davon ausgegangen, daß Appetitstörungen bei Hyperammonämie durch Veränderungen von Neurotransmitterausschüttungen im ZNS verursacht werden. Ein verbreitetes Modell für Tierversuche mit Hyperammonämie ist die Ratte mit portacavalem Shunt. Gewichtsabnahme bei verminderter Futtereinnahme ist wohlbekannt. Solche Tiere haben im ZNS eine erhöhte Konzentration von Tryptophan (TRP) und 5-Hydroxyindolessigsäure. TRP, eine essentielle Aminosäure, wird im Hirn nicht gebildet, sondern über einen Carriermechanismus (Blut-Hirn-Schranke) vom Plasma ins Hirn transportiert. Mit demselben L-Carrier werden auch andere Aminosäuren, z.B. die verzweigtkettigen Leucin, Isoleucin und Valin sowie die phenolischen Phenylalanin und Tyrosin, transportiert (Abb. 24).

Durch diätetische Manipulationen zeigten Wurtman et al. (8), daß die Tryptophankonzentration im Hirn nicht nur von dessen totaler Plasmakonzentration abhängt, sondern auch von der Konzentration jener Aminosäuren, die um den gleichen Carrier kompetieren. Wenn beispielsweise nach kohlenhydratreicher Mahlzeit infolge der Insulinausschüttung verzweigtkettige Aminosäuren vermehrt in den Muskel transportiert werden und dadurch im Plasma abnehmen, erhöht sich die Tryptophankonzentration im Hirn.

Bei portacavaler Umgehung der Leber lassen sich ebenfalls niedrige Plasmaspiegel an den verzweigtkettigen Aminosäuren nachweisen, jedoch auch erhöhte Spiegel an den phenolischen, und zwar nicht nur im Tierexperiment, sondern auch bei Patienten. Die erhöhte Konzentration von Tryptophan bei portacavalem Shunt wurde daher mit der verminderten Kompetition an der Bluthirnschranke erklärt.

Abb. 24: Tryptophan-Transport an der Blut-Hirn-Schranke

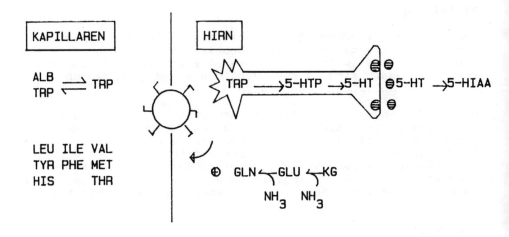

Tryptophan (TRP) kompetiert mit anderen langkettigen neutralen Aminosäuren (Leucin, Isoleucin, Valin, Tyrosin, Phenylalanin, Methionin, Histidin und Threonin). Der Anteil an freiem (nicht an Albumin gebundenem) TRP spielt unter physiologischen Bedingungen keine Rolle, da die Kapazität des "Carriers" an der Bluthirnschranke so gross ist, dass im Plasma gebundenes TRP vom Albumin abgelöst wird. Aus TRP ensteht im Hirn 5-Hydroxytryptophan (5-HTP), Serotonin (5-HT) und 5-Hydroxyindolessigsäure (5-HIAA), nach Ausschüttung an den Synapsen. Glutamin (GLN) wird im Hirn (Astrozyten) aus Glutamat (GLU) gebildet, dieses seinerseits aus α-Ketoglutarat (KG) und Ammoniak (NH_3). Glutamin stimuliert die Aufnahme von langkettigen neutralen Aminosäuren ins Hirn.

Jedoch stimmten die Resultate von James et al. (6) mit diesen Befunden nicht überein. Diese Autoren zeigten, daß nach Injektion eines Bolus von ^{14}C-TRP mit $^{3}H_2O$ als internem Standard in die Carotis communis von portacavalen Shunttieren die Aufnahme von TRP ins Hirn erhöht ist, d. h. in einer Situation, in der keine Kompetition mit anderen Aminosäuren vorliegt, denn TRP war nur in Puffer gelöst.

Nach jahrelangen Studien im Zusammenhang mit unserem Interesse an congenitaler Hyperammonämie an Tieren mit portacavalem Shunt untersuchten wir schließlich Tiermodelle, bei denen keine Leberdysfunktion vorlag.

Mäuse mit congenitalem Defekt der Ornithintranscarbamylase, einem Enzym im Harnstoffcyclus, gedeihen sehr schlecht. Sie zeigen eine Hyperammonämie, im Hirn eine erhöhte TRP-Konzentration und in der Folge einen erhöhten Flux im Serotonin-Stoffwechselweg. Da diese Tiere jedoch nicht wie die Kontrollen ernährt werden können, ist die Interpretation von Versuchsergebnissen schwierig (2). Zur besseren Kontrolle der Ammoniakkonzentration im Blut sowie der Ernährung wurde ein weiteres Tiermodell erprobt. Dabei erhielten Wistarratten (200 g) in 12-stündigen Abständen 10 U/kg Urease i. p. injiziert. Es entwickelte sich über 4 Tage eine Hyperammonämie (200-250 µmol/l) mit nachfolgender Gewichtsabnahme infolge verringerter Futteraufnahme (Abb. 25a und b). An die Kontrolltiere wurde mit einer Verschiebung um jeweils 24 Stunden die gleiche Menge Futter verabreicht.

Die mit TRP kompetierenden Aminosäuren weisen im Plasma der Versuchstiere die gleichen Spiegel auf wie bei Kontrollen. Im Hirn sind jedoch diejenigen Aminosäuren, die über den L-Carrier transportiert werden, erhöht, insbesondere auch TRP. Entsprechend steigen Serotoninbildung und -ausschüttung an (1).

Bei diesem Tiermodell wurde auch direkt die Aufnahme von TRP ins Gehirn durch Bolusinjektion in die A. carotis gemessen. Es zeigte sich, daß die Aufnahme erhöht ist und durch Methioninsulfoximin blockiert werden kann. In neueren Versuchen konnte gezeigt werden, daß die Tryptophanaufnahme in isolierte Hirnkapillaren sowohl durch L- als auch durch D-Glutamin stimuliert wird und von der γ-Glutamylcysteinsynthetase und der γ-Glutamyltransferase abhängt (4, 7).

Diskussion

Die bisherigen Ergebnisse können wie folgt interpretiert werden:

1. Hyperammonämie führt zu vermehrter Glutaminbildung im Hirn

2. Über eine Veränderung des Carriermechanismus an der Blut-Hirn-Schranke, an der Glutamin beteiligt ist, - einem komplizierten Mechanismus, der nicht nur ein Austausch-

Abb. 25a: Abnahme der Futtereinnahme von Ratten, die durch
Ureaseinjektionen hyperammonämisch gemacht wurden

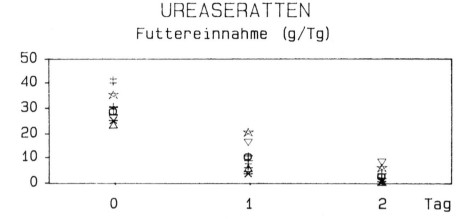

UREASERATTEN
Futtereinnahme (g/Tg)

Kontrolltiere müssen "paarernährt" werden, um Wirkungen der
Hyperammonämie, die nicht durch verminderte Futtereinnahme
bedingt sind, zu erfassen.

Abb. 25b: Gewichtsabnahme als Folge der verminderten Futtereinnahme

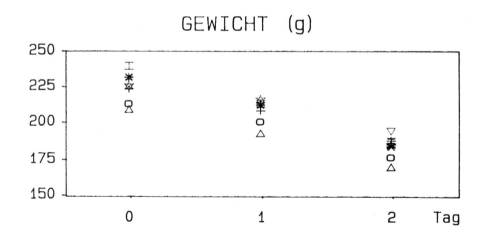

GEWICHT (g)

mechanismus ist -, wird die Aufnahme von Tryptophan ins Hirn erhöht. Dieses führt zum erhöhten Flux durch den Serotonin-Stoffwechselweg und zu nachfolgender vermehrter Ausschüttung dieses Neurotransmitters.

3. Aus Versuchen mit 'Fenfluramine', einem Appetitzügler, der den Serotoninspeicher entleert, ist bekannt, daß eine erhöhte Serotoninausschüttung zu Appetitverlust, insbesondere zu verminderter Kalorienaufnahme, führt.

4. Wir nehmen deshalb an, daß es bei Hyperammonämie infolge der erhöhten Aufnahme von Tryptophan durch Veränderung des Transportmechanismus an der Blut-Hirn-Schranke zu einer vermehrten Serotoninausschüttung mit nachfolgendem Appetitverlust kommt.

Aus unseren experimentellen Untersuchungen ergibt sich, daß es wegen der Beeinflussung der Tryptophankonzentration im Hirn durch die Ernährung sowie durch die Veränderung der Carrier-Aktivität wesentlich ist, bei derartigen Versuchen die Kontrolltiere in gleicher Weise zu ernähren wie die Versuchstiere. Es kann sonst aus ernährungsbedingten Sekundäreffekten des Appetitverlustes die falsche Schlußfolgerung gezogen werden, daß diese primäre Ursachen sind.

Behandlung von Patienten

Als Konsequenz für die Behandlung von Patienten mit Hyperammonämie, die schlechte Esser sind, haben wir zwei Wege versucht:

1. Hemmung der Serotoninwirkung (Pizotifen) (3)

2. Verminderung der Tryptophanzufuhr mit der Nahrung (5)

Der zweite Weg scheint vielversprechender zu sein (3).

Wir hoffen damit gezeigt zu haben, daß durch ein besseres Verständnis der pathogenetischen Mechanismen für die Therapie von Patienten nützliche Schlüsse gezogen werden können.

Anschrift des Verfassers

PD Dr. C. Bachmann
Chemisches Zentrallabor
der Universitätskliniken
Inselspital

CH-3010 Bern

Literatur

1. Bachmann C, Colombo J P.
   Increased tryptophan uptake into the brain in hyperammon-
   emia
   Life Sci. 1983; 33: 2417-2424

2. Bachmann C, Colombo J P.
   Increased tryptophan and 5-hydroxyindol acetic acid in
   the brain of ornithine carbamoyltransferase deficient
   sparse-fur mice
   Ped. Res. 1984; 18: 372-375

3. Bachmann C.
   In: Inherited Diseases of Amino Acid Metabolism (H.
   Bickel und U. Wachtel, Hrsg.)
   Thieme Verlag, Stuttgart·New York 1985; p 266-272

4. Bachmann C, Schrämmli A, Kretschmer R, Colombo J P.
   In vivo and in vitro models for studying effects of
   hyperammonemia on the blood brain barrier transport of
   tryptophan
   J. Clin. Chem. Clin. Biochem. 1986; 24: 806

5. Hyman S L, Coyle J T, Parke J C, Porter C, Thomas G H,
   Janke I W, Batshaw M L.
   Anorexia and altered serotonin metabolism in a patient
   with argininosuccinic aciduria
   J. Pediat. 1986; 108: 705-709

6. James J H, Escourrou J, Fischer J E.
   Blood-brain neutral aminoacid transport activity is
   increased after portacaval anastomosis
   Science 1978; 200: 1395-1397

7. Schrämmli A, Bachmann C, Colombo J P.
   Gammaglutamyltranspeptidase and increased tryptophan
   uptake into brain
   J. Clin. Chem. Clin. Biochem. 1986; 24: 813

8. Wurtman J J, Wurtman R J.
   Studies on the appetite for carbohydrates in rats and
   humans
   J. Psychiat. Res. 1983; 17: 213-221

NEURONALE REGULATION VON HUNGER UND SÄTTIGUNG

R. Schiffter, Berlin

Einleitung

Hunger ist ein spezifisches, unbehagliches Allgemeingefühl, vergleichbar dem Schmerz, das Signalcharakter hat und zur Nahrungssuche und Nahrungsaufnahme drängt. Ziel der Nahrungsaufnahme ist die Sättigung, das Verschwinden des Hungers. Der biologische Sinn von Hunger und Sättigung ist der Ausgleich der Energiebilanz des Organismus. Dabei ist die Energiebilanzierung eng mit der allgemeinen Aktivitätssteuerung und der Temperaturregulation gekoppelt. Hunger macht aktiv, Sattheit macht träge, auch im EEG. Aktivität, also Leistung, macht Hunger (Energieverbrauch), Inaktivität kann allerdings bei Menschen ebenfalls die Nahrungsaufnahme fördern ("Wohlstandsspeck"). Wärme reduziert die Nahrungsaufnahme, Kälte steigert sie.

Hinzu kommt das Phänomen des Appetits, der als das Bedürfnis (Motivation) nach der richtigen qualitativen Zusammensetzung der Nahrung und nach gustatorisch-olfaktorischem Lustgewinn definiert werden kann. Der Appetit ist keineswegs immer mit dem Hungergefühl korreliert, fördert aber die Nahrungsaufnahme, vor allem für spezielle Nahrungsbestandteile.

Diese vielfältigen Zusammenhänge setzen ein komplexes neuronales Regulationssystem voraus. Sein zentraler Regler ist der Hypothalamus. Das System besteht aber aus einer ausgedehnten, komplizierten longitudinalen Neuronenstruktur, die sich gliedert in periphere Afferenzen und Efferenzen, die Sinnessysteme, den Hirnstamm, den Hypothalamus, das limbische System und die Großhirnrinde. Dabei nimmt der Grad der Komplexheit und Differenziertheit wie bei allen vegetativen Teilsystemen in der gleichen Reihenfolge von peripher nach zentral hin zu.

Über die präabsorptive Kurzzeit- und die postabsorptive Langzeitregulation von Hunger und Sättigung wird in den Beiträgen von Langhans und Scharrer (S. 1 und S. 60) berichtet. Es sei noch einmal festgehalten: Die Kurzzeitregulation ist die Regulation des Nahrungsaufnahmeverhaltens und läuft der Langzeitregulation voraus, die wiederum der eigentlichen Energiebilanzierung dient.

Die Hunger signalisierenden Afferenzen

Oropharyngeale Afferenzen

Obwohl im allgemeinen Hunger subjektiv mit einem "unbehaglichen Gefühl in der Magengegend" gleichgesetzt wird, soll aus Gründen der Systematik mit dem oropharyngealen Bereich begonnen werden.

Wie aus den klassischen Scheinfütterungsversuchen an Hunden
mit chronischer Oesophagusfistel (keine Magenfüllung!) von
PAWLOW bekannt ist, gelangen während des Kauens und
Schluckens von Nahrung Signale zum Gehirn, die die einzelnen
Ess- oder Freßakte beenden und eine gewisse Befriedigung bzw.
kurze passagere Stillung des Hungergefühls bewirken. Geschmacksrezeptoren und Mechanorezeptoren (Dehnung) der
Schleimhäute in Mund, Rachen und Oesophagus werden gereizt
und ihre Impulse über die zuständigen Hirnnerven, d. h. über
den Nervus intermedius (Geschmack), den Nervus trigeminus
("Konsistenz, "Fülle" des Bissens u.s.w.), den Nervus glos-
sopharyngeus und den Nervus vagus sowie auch sympathische
Fasern aus dem Oesophagus zum Hirnstamm, zum Hypothalamus
sowie zu limbischen Hirnarealen geleitet. Die Impulse be-
wirken dort eine kurze reflektorische Hemmung von Kau- und
Schluckakt (Hirnstammreflexe) bzw. eine passagere Hemmung des
Nahrungsaufnahmeantriebs (Hypothalamus, limbisches System).
Angenehme, vor allem süße Speisen, stimulieren dabei die
Fortsetzung der Nahrungsaufnahme.

Das befriedigende Gefühl des "vollen Mundes" (und des Herun-
terschluckens) eines Speisebolus ist wohl auch der Grund,
warum hungrige Babys mit einem mundfüllenden, also dicken
Nuckel, vorübergehend befriedigt werden können und auch Erwachsene ihre Abmagerungskur wirksam mit dem Kauen von Kau-
gummis fördern können. Daß die Hungerstillung durch diese
oralen und pharyngealen Afferenzen immer nur flüchtig und nie
voll befriedigend bleibt, spricht dafür, daß noch andere
Afferenzen wirksam sein müssen.

Gastrointestinale Afferenzen

Die allgemeine Erfahrung der Menschen macht seit Jahrtausen-
den den leeren Magen für die Auslösung des Hungergefühls verantwortlich. Auch GALEN oder etwa Albrecht von HALLER waren
dieser Meinung. Das ist verständlich, da ja das Hungergefühl
regelmäßig von den lebhaft fühlbaren sogenannten Hungerkontraktionen des Magens, die sich bis zum Schmerz steigern
können, begleitet wird. Diese Hungerperistaltik wird sicherlich im Gehirn bzw. im Hypothalamus induziert, die Impulse
gelangen über den Vagus zur Magenmuskulatur. Neben dem
banalen Hunger löst auch Insulin-Zufuhr, also Hypoglykämie,
Hungerperistaltik aus. Glucose-Infusion mildert die Hungerperistaltik, Magenfüllung mit nährstoffloser Flüssigkeit
dämpft sie noch besser, am sichersten und schnellsten wird
sie jedoch durch Magenfüllung mit glucosehaltiger Flüssigkeit beendet. Durch Unterbrechung der vagalen motorischen
Efferenz, also durch Vagotomie, verschwindet die insulin-
induzierte Hungerperistaltik des Magens, nicht aber das
unbehagliche Hungergefühl in der Magengrube. Diese lokalen
gastrischen Empfindungen und die Hungerschmerzen sistieren
nur, wenn die sympathischen Efferenzen, also die zuständigen
Splanchnicusnerven (Th6 bis 9) durchtrennt werden.

Es müssen also Mechanorezeptoren (Magenfüllung) und Chemorezeptoren (Glucose) in der Magenwand vorhanden sein, die bei
Reizung das Hungergefühl dämpfen, indem sie Impulse generie-
ren, die über die sympathischen Nerven zum Rückenmark geleitet werden und von dort über die Tractus spinothalamici zum
Gehirn, d. h. vor allem zum Hypothalamus, projizieren. Auch
alle anderen Eingeweideempfindungen und Eingeweideschmerzen
werden bekanntlich hauptsächlich über sympathische Nerven und
den Vorderseitenstrang zum Gehirn geleitet. Folgerichtig ist
die Dehnung der Mechanorezeptoren des Magens durch eine mit
indifferenter Flüssigkeit gefüllte Blase inzwischen eine mo-
derne Therapie geworden, um bei Fettsüchtigen das Hungergefühl zu unterdrücken.

Aber selbst nach kompletter Vagotomie und Sympathikotomie
verbleibt bei Hunger oder Insulin-Injektion noch immer ein
unbestimmtes unbehagliches Hungergefühl zurück, das nun jedoch nicht mehr in der Magengegend empfunden wird. Selbst
nach totaler Gastrektomie persistiert dieses allgemeine
diffuse Hungergefühl bei Mensch und Tier. Selbst die Total-
entfernung des Magens verhindert nicht die Notwendigkeit der
regelmäßigen und angemessenen Nahrungszufuhr. Es muß also
weitere "Hungerafferenzen" geben. Dehnungs- und Chemorezeptoren (auch Osmorezeptoren) zur Steuerung der Nahrungsaufnahme sind schließlich noch im Dünndarm nachgewiesen worden.
Es handelt sich dabei um Chemorezeptoren für Glucose, aber
auch für Aminosäuren u. a. Nährstoffe, die hauptsächlich im
oberen Dünndarmabschnitt gelegen sind, ferner um Dehnungsrezeptoren im Jejunum. Die Impulse dieser Rezeptoren werden
insbesondere über die Nervi splanchnici, möglicherweise auch
über den Vagus, zum zentralen Nervensystem geleitet. Jedenfalls hemmt eine Dehnung des Dünndarms ebenfalls die Nahrungsaufnahme. Dieser Effekt verschwindet, wenn die Nervi
splanchnici und der Nervus vagus durchtrennt sind. Dehnung
des Dünndarms bewirkt im übrigen beim Menschen ein Völlegefühl in der Magengegend.

Ernährung durch die Magensonde - besonders wenn der Kranke
die Zufuhr selbst regeln kann - führt zu normal rhythmisier-
ter Nahrungszufuhr und oft zu einer mäßigen "Überfütterung".
Fast immer stellt sich aber kein voll befriedigendes Sättigungsgefühl ein, vermutlich, weil die bereits beschriebene
orale Befriedigung fehlt.

Die durch Reizung der oropharyngealen und gastroenteralen
Afferenzen bedingte Hemmung der Nahrungszufuhr führt nicht
nur zur Beendigung des jeweiligen einzelnen Ess-Aktes,
sondern auch zur Minderung erlernter Verhaltensweisen von
Tieren, die durch Belohnung mit Futter verstärkt worden
waren, also zu einer Dämpfung der Ess-Motivation. Die hemmenden Impulse müssen somit zum Hypothalamus und zum limbischen
System und wohl auch zur Großhirnrinde projiziert werden,
damit solche Phänomene erklärt werden können. Die Einzelheiten sind durchaus noch unklar.

Afferenzen aus den Energiespeichern

Während in den vorangegangenen Ausführungen die Kurzzeitregulation des Hungergefühls und der Nahrungsaufnahme erläutert
wurden, sollen an dieser Stelle einige Bemerkungen zur Langzeitregulation folgen. Im letzten Fall scheinen vor allem
humorale Mechanismen wirksam zu sein. So kann bei einem Pär-
chen sogenannter parabiotischer Ratten die eine Ratte durch
Überfütterung oder , durch Hypothalamus-Läsion zur Fettsucht
gemästet werden. Die andere Ratte reduziert dann regelmäßig
ihre Nahrungszufuhr und magert ab.

Über die Kohlenhydratspeicher und die sogen. glucostatische
Theorie ist im Beitrag von Langhans und Scharrer (S. 5)
berichtet worden. Zweifellos führt die Senkung des Glucose-
spiegels (spontan oder durch Insulinzufuhr) zu Hungergefühl
und Hungerperistaltik. Die normale Hungerrhythmik und Nah-
rungsaufnahmeperiodik bei hyperglykämischen Diabetikern
spricht jedoch dafür, daß die Glucose-Utilisation, d. h. die
arteriovenöse Glucose-Konzentrationsdifferenz im Hypothalamus, der wesentliche Faktor ist und nicht etwa nur der
Glucose-Spiegel im Serum. Für diese Deutung sprechen auch
verschiedene Tierversuche. Der wissenschaftliche Streit über
diese Zusammenhänge ist aber nach wie vor offen.

Auch die Informationen über den Umfang des verfügbaren Spei-
cherfetts oder des Aminosäurengehalts im Organismus scheinen
eine gewisse Rolle bei der Regulierung von Hunger und Sättigung zu spielen. Jedoch sind auch diese Zusammenhänge noch
ganz unklar. Neuronale Mechanismen scheinen dabei keine
wesentliche Rolle zu spielen.

Sensorische Afferenzen und Hirnstamm

Die allgemeine Erfahrung, daß Sinnesreize, also Riechen,
Schmecken, Sehen und Hören, die Nahrungsaufnahme bei Tier und
Mensch maßgeblich beeinflussen, steht außer Frage und hat
auch ihr neurophysiologisches Korrelat. Visuelle und akusti-
sche Reize sowie zum großen Teil auch gustatorische Reize
wirken vornehmlich über die bewußte Wahrnehmung und über Kon-
ditionierungsvorgänge, also vornehmlich durch die Projektion
der Impulse in die entsprechenden Großhirnrindenareale.

Ganz unmittelbare, quasi reflexhafte verstärkende oder hemmende Wirkungen auf die Nahrungsaufnahme haben Geruchsreize.
Das olfaktorische System ist in Abb. 26 dargestellt. Dieser
"Wächter des Verdauungstrakts" kontrolliert die Nahrungsaufnahme vor der oralen Zufuhr, prüft also die Genießbarkeit
oder Ungenießbarkeit bzw. die differenten Qualitäten der
Nahrung. Die Geruchsreize gelangen über den Bulbus olfactorius zum Tractus olfactorius. Dieser teilt sich kurz vor der
Substantia perforata in den Tractus olfactorius medialis und
den Tractus olfactoirus lateralis. Der mediale Trakt zieht
über das Tuberculum olfactorium zum limbischen System, und

zwar einerseits über die medialen limbischen Thalamuskerne (Nucleus dorsomedialis) zur orbitofrontalen Großhirnrinde, andererseits über das mediale Vorderhirnbündel zum Hypothalamus (besonders laterales Kerngebiet). Der mediale Trakt führt dann weiter zu den retikulären Kernen des Hirnstamms, wo die Fasern auch in den Nucleus salivatorius einmünden und dort reflektorisch Speichelfluß auslösen.

Auch das sogenannte Brechzentrum in der Formatio reticularis der Medulla oblongata wird offenbar von solchen Fasern erreicht und ist daher olfaktorisch erregbar. Elektrische Reizung des Bulbus olfactorius führt auch konstant zum Niesreflex, der bekanntlich ebenfalls im Hirnstamm geschaltet wird. Bahnverbindungen zum System der Atemregulation sind ebenso nachgewiesen und wichtig wie zu extrapyramidalen Kerngebieten (Pallidum, Striatum). Die olfaktorischen Projektionen zum lateralen Hypothalamus dürften besonders wichtig sein, da hier die zentrale Schaltstelle für Hunger und Nahrungsaufnahmeantrieb nachgewiesen werden konnte. Der laterale Hypothalamus wird daher auch "Freßzentrum" oder "Appetitzentrum" genannt.

Abb. 26: Das olfaktorische System

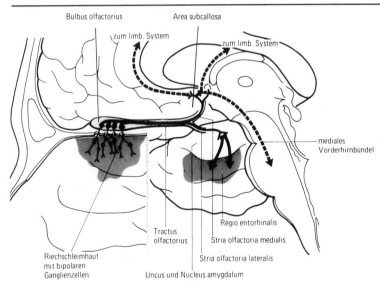

Modifiziert nach Duus (2)

Der laterale olfaktorische Trakt endet bei den Primaten im medialen Temporallappen, und zwar im Cortex praepiriformis und im Nucleus corticalis des Amygdalums. Wesentlich weniger Fasern werden von hier noch nach Umschaltung zum Cortex entorhinalis der Hippocampus-Region weitergeleitet, wo die Identifikation der Geruchsstoffe stattfindet.

Alle diese, von Geruchsreizen afferent erreichten Strukturen senden auch Efferenzen zum Bulbus olfactorius zurück. Die Geruchsbahn kreuzt nicht, beide Bahnen sind aber über die Commissura anterior miteinander verbunden.

Elektrische Reizung des Bulbus olfactorius bewirkt evozierte Potentiale im ganzen temporobasalen Cortex einschließlich den Amygdala und dem Cortex entorhinalis. Diese mediale temporo-basale Hirnrinde und die Amygdala haben aber noch eine Fülle von weiteren komplexen Funktionen. Sie sind Strukturen des limbischen Systems, in dem Geruchsreize oder elektrische Reizung das ganze Spektrum des Nahrungsaufnahmeverhaltens auslösen können, z. B. Schnüffeln, Lecken, Schmatzen, Kauen und Schlucken.

Dem im Laufe der Evolution entstandenen relativen Bedeutungs-verlust des Geruchssinns beim Menschen ist noch ein ontogene-tischer hinzuzufügen. Der Geruchssinn ist beim Säugling und jungen Menschen weitaus empfindlicher und differenzierter und damit insgesamt bedeutsamer für die Steuerung der Nahrungs-aufnahme als etwa beim alten Menschen. Wie der Geschmackssinn läßt der Geruchssinn im Alter allmählich nach. Dieser Verlust ist mit signifikanten atrophischen Veränderungen am Bulbus und Tractus oflactorius verbunden und bei gesunden alten Menschen sicher belegt.

Dennoch ist der Geruchssinn auch für den Erwachsenen noch sehr wichtig. Angenehmer Essgeruch verstärkt vorhandenes Hungergefühl und Nahrungsaufnahme, eklige Gerüche dagegen blockieren beides vorübergehend. Die unmittelbaren und viel-fältigen Projektionen ins limbische System machen die kon-stante und fast reflexhafte Verkoppelung mit Affekten und Stimmungen gut verständlich und erklären auch den Umstand, daß viele nichtolfaktorische Erlebnisse mit olfaktorischen Redewendungen umschrieben werden: Jemand "riecht schon den Braten" oder es wird jemand "brenzelig". Das "anrüchige" Ver-halten eines "berüchtigten" oder gar "ruchlosen" Menschen kann "ruchbar" werden. Manche "schnüffeln" in anderer Leute Angelegenheiten herum, weil sie es "in der Nase" oder "einen Riecher dafür haben", daß es etwas "aufzuschnappen" und "einzuverleiben" gibt.

Geschmacksreize sind ebenso entscheidende Signale auf der nächsten Station des Nahrungsaufnahmeverhaltens. Vom gustatorischen System wird die Nahrung geprüft, wenn sie schon im Mund ist. Eine schematische Übersicht zeigt Abb. 27a und 27b:

Abb. 27: Das gustatorische System

a)

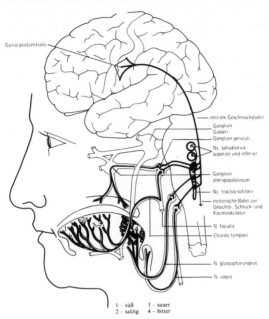

1 – süß   3 – sauer
2 – salzig   4 – bitter

b)

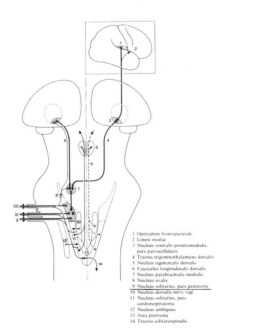

1 Operculum frontoparietale
2 Limen insulae
3 Nucleus ventralis posteromedialis, pars parvocellularis
4 Tractus trigeminothalamicus dorsalis
5 Nucleus tegmentalis dorsalis
6 Fasciculus longitudinalis dorsalis
7 Nucleus parabrachialis medialis
8 Nucleus ovalis
9 Nucleus solitarius, pars gustatoria
10 Nucleus dorsalis nervi vagi
11 Nucleus solitarius, pars cardiorespiratoria
12 Nucleus ambiguus
13 Area postrema
14 Tractus solitariospinalis

Wir schmecken süß, sauer, salzig und bitter. Alle anderen Aromaqualitäten gehen im wesentlichen über den Geruchssinn. Die drei erstgenannten gustatorischen Qualitäten leitet der N. intermedius (Corda tympani) aus den vorderen zwei Dritteln der Zunge, "bitter" der Glossopharyngeus vom Zungengrund zum Hirnstamm. Sämtliche Geschmacksafferenzen enden im oberen Teil des Nucleus solitarius der Medulla oblongata, der auch Nucleus gustatorius genannt wird. Von hier laufen die gustatorischen Fasern mit den sensiblen Bahnen zum contralateralen Thalamus (Nucleus ventralis posteromedialis) und dann durch die Capsula interna zum Fuß der postzentralen Region. Dort sind sie von den sensiblen Feldern der Mund-Schlundregion nicht mehr klar zu trennen. Abzweigende Faserzüge zur Inselregion stellen wahrscheinlich Verbindungen zur olfaktorischen Rinde her.

Vom Nucleus solitarius (gustatorius) laufen aber auch noch gustatorische Fasern zum Nucleus salivatorius, wodurch reflektorisch Speichelsekretion durch Geschmacksreize ausgelöst wird. Außerdem laufen Fasern zu den Ursprungskernen der motorischen Hirnnerven (Facialis, Trigeminus, Glossopharyngeus, Vagus, Hypoglossus), sodaß gustatorisch-reflektorisch Lecken, Saugen, Lutschen, Kauen und Schlucken in Gang gesetzt werden können. Auch Faserverbindungen zum "Brechzentrum" der Medulla oblongata sind sicher vorhanden, denn Geschmacksreize können Erbrechen auslösen.

Schließlich gehen von den genannten Hirnnerven, die Geschmacksreize leiten, auch Nervenfasern zum unteren Teil des Nucleus solitarius und projizieren von hier über den Fasciculus longitudinalis dorsalis (SCHÜTZ) Impulse zum Hypothalamus, also dem Zentrum der Hunger-Sättigungsregulation. Fasern aus dem Nucleus gustatorius ziehen auch direkt ins limbische System, z. B. in die Area piriformis oder den Gyrus parahippocampalis, womit weiterhin die affektiven Reaktionen auf Geschmacksreize (gieriges, lustvolles Essen oder angeekelte Abwehr) erklärt werden können.

Auch der Geschmackssinn hat in der Evolution zum Menschen, z. B. im Vergleich zum visuellen und auditorischen System, an Bedeutung verloren. Dennoch ist er nach wie vor sehr wichtig. In Analogie zum Geruchssinn ist der Geschmackssinn beim Säugling und Kleinkind besonders ausgeprägt und sensibel. Der Säugling lernt seine Umwelt zunächst vorwiegend oral-sensibel und gustatorisch kennen. Er hat noch funktionsfähige Geschmacksknospen im Zahnfleisch, am harten Gaumen, an der Zungenunterseite sowie in Uvula, Oesophagus und Trachea. Diese verschwinden später. Mit zunehmendem Alter atrophieren die Hälfte bis zwei Drittel der Geschmacksknospen, so daß das Geschmacksvermögen alter Menschen normalerweise erheblich geringer ist als das von jungen. Beim Säugling und Kleinkind muß demnach das Geschmackssystem außerordentlilch bedeutsam sein für die Regulierung der Nahrungsaufnahme, denn es steuert wie der Geruch maßgeblich Quantität und Qualität der Nahrung.

Auch hierzu kennt unsere Sprache charakteristische Redewendungen: Ein Mensch wird "sauer", also ärgerlich, ein anderer
findet ein Mädchen "süß" oder sein Schicksal "bitter".

Der Hirnstamm als Ganzes

Der mittlere und untere Hirnstamm hat insgesamt zweifellos
entscheidende Bedeutung für Nahrungsaufnahme und Verdauung.
Hier werden hochkomplizierte Reflexe und reflektorische
Automatismen zwischen den genannten Kiemenbogennerven und
ihren Kernen sowie wichtigen anderen Hirnstammneuronen (z. B.
respiratorischen) geschaltet. So werden z. B. das Lecken und
besonders das Saugen beim Säugling allein durch Berührung der
Lippen ausgelöst (Saugreflex). Ähnliche reflektorische Vorgänge liegen dem Kauen und dem Schlucken zugrunde sowie der
reflektorischen Speichelsekretion bei Füllung des Mundes mit
schmackhafter Nahrung. Auch das ruckartige Ausspeien oder gar
Erbrechen bei Zufuhr von Ungenießbarem sind reflektorische
Vorgänge. Beim Schluckreflex und auch beim Brechreflex muß
jeweils auch die Atmung kurz blockiert werden.

Diese Reflexe funktionieren auch unabhängig von höheren Hirn-
abschnitten. Kau- und Schluckreflexe laufen beim decerebrier-
ten Tier unvermindert weiter ab. Selbst elektrische Reizung
des motorischen Vaguskerns kann nicht nur Magenkontraktionen,
sondern den ganzen Freß-Akt im Tierversuch in Gang setzen.
Stimulation des Nucleus salivatorius bewirkt nicht nur
Speichel-, sondern auch Magensaft- und Pankreassaft-Sekre-
tion. Immer handelt es sich hierbei jedoch um Reflexe bzw.
reflexhafte stereotypische Bewegungsschablonen des Nahrungsaufnahmeverhaltens.

Mit dem unbehaglichen allgemeinen Gefühl Hunger (bzw. dem
Sättigungsgefühl) hat das alles unmittelbar aber nichts zu
tun. Diese Gefühle sind wie alle anderen Gefühle und Motiva-
tionen an das Vorhandensein und die Intaktheit des Hypothalamus und z. T. auch des limbischen Systems gebunden. Insofern
hat der Hirnstamm zwar eine entscheidende Bedeutung für die
Nahrungsaufnahme, ist aber bezüglich der Regulation von
Hunger und Sättigung nur mittelbar relevant. Es entsteht die
Frage, ob niedere Tiere, die keinen Hypothalamus und kein
limbisches System haben, auch Hunger empfinden können. Bei
strenger Definition des Begriffes muß diese Frage verneint
werden. Ameisen oder Schmetterlinge regulieren ihre Nahrungszufuhr sicher zuverlässig, jedoch wohl ausschließlich reflektorisch und nicht über Gefühle wie Hunger und Sättigung.

Der Hypothalamus

Es ist vorstehend bereits eine Vielzahl von sensiblen und
sensorischen Afferenzen zum Hypothalamus beschrieben worden,
die für Hunger und Nahrungsaufnahmeverhalten wichtig sind.
Seit den Beobachtungen des Klinikers Fröhlich (1902) sowie

den experimentellen Untersuchungen von Hess und späteren Forschern ist die Rolle des Hypothalamus bei der Hunger-Sättigungsregulation gut bekannt. Tumore und andere Prozesse im Bereich des Hypothalamus können neben weiteren Symptomen zu Freßsucht und Fettsucht führen (Morbus Fröhlich). Subtile Experimente an Tieren haben das präzisiert: Beidseitige Zerstörung des Ventromedialkerns des Hypothalamus bewirkt Hyperphagie und Adipositas. Dabei werden vor allem die Größe der Einzelmahlzeit erhöht und bei freier Nahrungswahl Kohlenhydrate erheblich bevorzugt. Die Hyperphagie verschwindet nach Erreichen eines bestimmten erhöhten Gewichtsniveaus, das dann konstant bleibt (Sollwertverstellung der Regulation auf ein höheres Niveau). Die Regulation ist dann allerdings etwas instabil und wird stark vom Wohlgeschmack der Nahrung, also von olfaktorischen und gustatorischen Reizen, gesteuert.

Der gleiche Effekt wird erzielt durch Gabe von Goldthioglucose, die sich selektiv im Ventromedialkern des Hypothalamus anreichert und seine Zellen zerstört. Goldthioglucose zeigt diese Wirkung nur in Anwesenheit von Insulin sodaß dadurch die Aufnahme in die Zellen möglich wird. Das Experiment bestätigt die glucostatische Hypothese der Hunger-Sättigungsregulation mit der Einschränkung, daß nicht so sehr der Blut-Glucose-Spiegel, sondern die Glucose-Utilisation im Hypothalamus entscheidend ist. Auch die Hemmung der Hungerperistaltik durch Erhöhung des Blutzuckerspiegels bleibt aus, wenn der Ventromedialkern des Hypothalamus zerstört ist. Die vagale Hungerperistaltik scheint also hier generiert zu werden.

Bei Läsionen des lateralen Hypothalamus resultiert das Gegenteil: Es kommt zur Aphagie und Abmagerung, die Tiere verhungern sozusagen vor dem gefüllten Freßnapf. Wird ihnen jedoch die Nahrung gewaltsam oral gefüttert, dann funktionieren die über den Hirnstamm geschalteten Kau- und Schluckreflexe sowie die nachfolgende Verdauung ungestört. Die Motivation zur Nahrungsaufnahme, das Hungergefühl, ist also erloschen. Auch die unter Futterbelohnung angelernten Verhaltensweisen verschwinden. Schließlich sistiert auch die durch Ventromedialkernläsion induzierte Hyperphagie, wenn der laterale Hypothalamus zusätzlich zerstört wird. Die durch laterale Hypothalamusläsion verursachte Aphagie läßt sich durch zusätzliche Zerstörung des Ventromedialkerns aber nicht beseitigen. Der laterale Hypothalamus hat also eine gewisse Schrittmacherfunktion (Abb. 28).

Abb. 28: Hypothalamische Läsionen, die Hyperphagie oder
Anorexie auslösen.

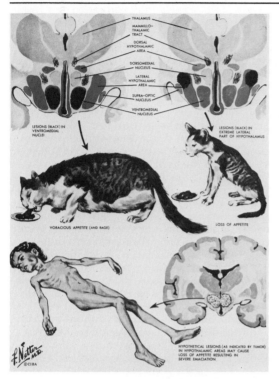

Läsionsorte tiefschwarz. Nach Netter (5)

Diese Befunde sind auch durch Reizexperimente bestätigt
worden: Reizungen des lateralen Hypothalamus bewirken gieriges Fressen, auch ganz satter Tiere, und verstärken den Lern-
erfolg, der mit Futter belohnt wird (die Motivation). Der
Effekt kann tagelang nach der Reizung noch bestehen bleiben.
Reizung des Ventromedialkerns löst das Gegenteil aus, führt
also zur Nahrungsverweigerung, zum sofortigen Abbruch des in
Gang befindlichen Freßaktes und zur Löschung von durch Futter
verstärkten bedingten Reaktionen.

Mikroableitungen von Einzelzellen zeigen ähnliches: Aktivi-
tätszunahme der Zellen im lateralen Hypothalamus geht konstant mit Aktivitätsminderung im Ventromedialkern einher und
umgekehrt. Magendehnung und Glucose-Infusion aktivieren die
Zellen des Ventromedialkerns und erzeugen so das "Sättigungsgefühl". Dabei werden die lateralen Hypothalamusneurone, das
sogenannte Freßzentrum also, gehemmt. Olfaktorische Reize
bewirken ebenfalls evozierte Potentiale im lateralen Hypo-

thalamus. Sympatikomimetika, die auch Appetitzügler sind, aktivieren die Neurone des Ventromedialkerns und hemmen die lateralen.

Bei den niederen Wirbeltieren ist ein funktionsfähiges Zwischenhirn nachweisbar, das den "Oralsinn" integriert. Die Rundmäuler, primitive Fische also wie das Neunauge, haben dafür den sog. Epithalamus. Fische und selbstverständlich alle höheren Wirbeltiere besitzen einen Hypothalamus, der als Integrationszentrum aller vegetativen Funktionen anzusehen ist. Bei diesen Tierarten ist aber auch "Hunger" im engeren Sinne möglich.

Hat das Gamper'sche Mittelhirn-Menschlein Hunger und Sättigung "gefühlt"? Das ist durchaus fraglich. Ihm fehlten Großhirn, Thalamus, Striatum, Pallidum und auch funktionsfähiger Hypothalamus. Es hat drei Monate gelebt und in dieser Zeit eine Motorik fast wie ein normaler Säugling und fast normale "Stell- und Haltereflexe" gezeigt. Die Saug- und Schluckreflexe, sogar die sogenannten oralen Einstellungsmechanismen (etwa bei Berührung der Lippen) waren erhalten. Es konnte süß und sauer unterscheiden, wie an seinen motorischen Reaktionen erkennbar war. Es konnte gähnen und sich "behaglich" räkeln. Die Körpertemperatur des Gamper'schen Mittelhirn-Menschleins wurde einigermaßen stabil reguliert und es hatte einen Schlaf-Wach-Rhythmus. Ob es jedoch Hunger- oder Sättigungsgefühle hatte, ist nicht bekannt. Dieses ist eher unwahrscheinlich, obgleich die Nahrungsaufnahme reflektorisch gut funktionierte und es "süß" und "sauer" durch gegensätzliche motorisch-gestische Verhaltensschablonen beantworten konnte.

Im übrigen ist beim menschlichen Embryo der Hypothalamus schon sehr früh, nämlich in der 8. Embryonalwoche, gegliedert nachweisbar.

Zusammenfassend läßt sich ein gegenläufig arbeitendes Doppelzentrum im Hypothalamus feststellen, das entsprechend dem Energiebedarf des Organismus die Motivation zur Nahrungsaufnahme regelt. Der Antrieb zur Nahrungsaufnahme entsteht im lateralen Hypothalamus, der hierfür verschiedene Hunger- und Appetitstimuli aus der Peripherie erhält, z. B. olfaktorisch, aus dem Mundbereich, aus dem Magen-Dünndarmbereich und den Energiespeichern. Der laterale Hypothalamus wird deshalb auch Appetitzentrum oder Freßzentrum bzw. "Feeding-Center" genannt.

Der Ventromedialkern des Hypothalamus, das sogen. Sättigungszentrum, empfängt aus den gleichen peripheren Bereichen nervale und humorale Sättigungs- oder Abwehrsignale und hemmt dann den lateralen Hypothalamus, wodurch die Nahrungsaufnahme beendet wird. Die Afferenzen zum Hypothalamus für Hunger und Sättigung sind wohl im wesentlichen sympathische Fasern aus dem oberen Magen-Darmkanal, sensible und gustatorische Fasern aus dem Mundbereich und olfaktorische Projektionen.

Das limbische System

Der Hypothalamus kann mit guten Gründen auch zum limbischen System gerechnet werden. Wegen seiner zentralen Bedeutung wurde er jedoch gesondert dargestellt. Limbische Bahnverbindungen und Projektionen zum Hypothalamus sind in den Abb. 29 und 30 dargestellt.

Eine ähnliche reziprok organisierte Doppelstruktur wie im Hypothalamus findet sich bezüglich der Nahrungsaufnahmeregulation auch in den Amygdalakernen. Reizung unterschiedlicher Amygdala-Areale bewirkt entweder Hyperphagie oder Aphagie, wobei diese Areale mit den entsprechenden Hypothalamusregionen korreliert sind. Bei Ratten führt Amygdalum-Reizung aber nur dann zur Hyperphagie, wenn sie schon hungrig sind, nicht jedoch bei satten Tieren. Vergleichbare Effekte sind auch durch Reizung im Gyrus cinguli, dem Septum-Gebiet, den medialen Thalamuskernen und dem Hippocampus bekannt. Hippocampusreizung fördert z. B. die Aktivität des hypothalamischen Ventromedialkerns und hemmt so die Nahrungsaufnahme. Im Tierversuch kann bei Erwartung von Futter regelmäßig eine Änderung der elektrischen Aktivität im Hippocampus beobachtet werden. Er scheint eine gewisse zeitliche Schrittmacherfunktion für die Nahrungsaufnahme zu haben. Selektive Exzision

---

Abb. 29: Der Papez circuit

Der Papez circuit

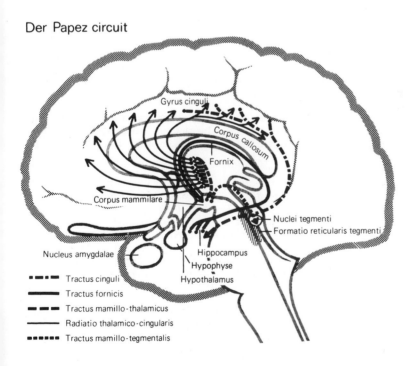

- ▬•▬•▬ Tractus cinguli
- ▬▬▬ Tractus fornicis
- ▬▬ ▬▬ Tractus mamillo-thalamicus
- ▬▬▬ Radiatio thalamico-cingularis
- ■■■■■ Tractus mamillo-tegmentalis

Abb. 30: Bahnverbindungen vom limbischen System zum
Hypothalamus

Bahnverbindungen vom limbischen System zum Hypothalamus

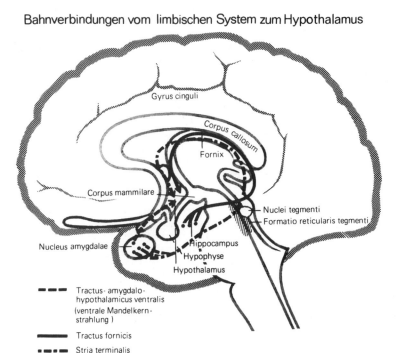

des Gyrus cinguli führt beim Menschen zu allgemeiner Enthemmung mit Hyperphagie. Cingulotomie kann aber auch Anorexie
auslösen.

Andere Reizversuche im Bereich des Hippocampus und des medialen Temporallappens führen, wie bereits erwähnt, zu dem
ganzen Spektrum des Nahrungsaufnahmeverhaltens, z. B. Lecken,
Schlucken, Kauen und Schnüffeln.

Die hypothalamische und limbische Hunger-Sättigungsregulation
ist hingegen nicht spezifisch, sondern eingebunden in ein
allgemeines Motivationssystem bzw. auch Lust-Unlustsystem. So
sind z. B. Hyperphagien, die durch Reizungen bzw. Zerstörun-
gen im Hypothalamus oder in den Amygdala ausgelöst werden,
sehr oft kombiniert mit gesteigerter Aktivität oder Aggressi-
vität. Andererseits führen Reizungen im Ventromedialkern des
Hypothalamus nicht nur zur Aphagie, sondern zu einer allgemeinen Aktivitätsdämpfung einschließlich Synchronisierung des
EEG's.

Die Großhirnrinde

Alle sensorischen Systeme, z. B. Sehen, Hören und Schmecken, projizieren in die Großhirnrinde und können so durch bewußte Wahrnehmung Hunger und Nahrungsaufnahme fördern oder auch hemmen: "Man ißt auch mit den Augen". Sogar das Lesen entsprechender Texte oder das Nachdenken über entsprechende Inhalte können solche Wirkungen auf Hunger oder Nahrungsaufnahmeverhalten haben. Ritualisierungen und Konditionierungen spielen ebenfalls eine wichtige Rolle, z. B. das Essen "3 x täglich". Auch Lernen oder gar Dressuren sind Funktionen, die an die Großhirnrinde gebunden sind, wobei ein Zusammenspiel mit dem limbischen System (Motivation) Voraussetzung ist. Dabei spielt Futter als Verstärker eine große Rolle. Der beste Verstärker ist bei Tier und Mensch, also auch bei Kindern, sicher das süße Futter, etwa der Bonbon.

Läsionen des basalen Stirnhirns können zu einer allgemeinen Enthemmung einschließlich Hyperphagie führen.

Diese wenigen Hinweise über die Bedeutung der Großhirnrinde mögen genügen. Die eigentliche, sozusagen basale Hunger-Sättigungsregulation verläuft sicher subcortical, wie bereits dargestellt. Dennoch können corticale Einflüsse erheblich und wesentlich sein, wie dies z. B. kulinarische Völlereien oder Hungerstreiks mit tödlichem Ausgang dramatisch belegen.

Neurotransmitter und andere humorale Faktoren

Forschungsergebnisse der letzten 20 Jahre haben gezeigt, daß viele Neuronen-Populationen des zentralen Nervensystems, besonders des Hirnstamms, Monoamine und andere Transmitter selbst synthetisieren und entsprechende Transmitter-spezifische Fasersysteme in das gesamte Zentralnervensystem senden. In diesem Zusammenhang wird von der "chemischen Codierung" der einzelnen Funktionssysteme oder von der "Chemoarchitektur" des zentralen Nervensystems gesprochen. Inzwischen ist daraus eine sich rasch ausweitende Forschungsrichtung geworden, gewissermaßen in Konkurrenz zur "Zytoarchitektur" und zur anatomisch-physiologischen Beschreibung neuronaler Funktionssysteme.

Bezüglich des Hunger-Sättigungs-Systems liegen aber nur wenige zuverlässige Befunde vor. Nachfolgend soll daher nur auf einige Daten eingegangen werden, die experimentell einigermaßen abgesichert sind.

So besteht z. B. bei der Ratte der Unterschied zwischen dem Nahrungsaufnahmesystem und dem Wasseraufnahmesystem wahrscheinlich vorrangig in der Chemie der synaptischen Übertragung. Bei Ratten bewirken Mikroinjektionen von Noradrenalin oder anderen adrenergen Substanzen in bestimmte Teile des limbischen Systems eine Stimulierung des Nahrungsaufnahmeverhaltens. Bei Injektion von cholinergen Substanzen in die gleichen Kanülen wird Trinken ausgelöst. Anti-Adrenergika bzw. Anti-Cholinergika blockieren die jeweiligen Effekte.

Bei Affen provoziert die Applikation von Noradrenalin, Adrenalin, aber auch von Serotonin in den lateralen Hypothalamus ("das Freßzentrum") lebhaftes Fressen und Trinken, während Azetylcholin und Cholinergika (z. B. Carbachol) in der gleichen Region Fressen und Trinken stoppen.

Atropin-Injektion in den Ventromedialkern des Hypothalamus löst die gleiche Wirkung aus wie die Zerstörung oder Anästhesierung dieses Kerns, nämlich Hyperphagie.

Noradrenerge Fasern im aufsteigenden medialen Vorderhirnbündel hemmen die Freßneigung, während beidseitige Unterbrechung dieses Faserzuges Hyperphagie bewirkt. Wie vorstehend erwähnt, aktiviert der sympathiko-mimetische "Appetitzügler" Amphetamin die Neurone des Ventromedialkerns und inaktiviert die des lateralen Hypothalamus. Jedoch gibt es auch in diesem Bereich eine ganze Reihe von widersprüchlichen Befunden.

Für humorale Faktoren in diesem Regelmechanismus spricht auch die bereits erwähnte Tatsache, daß elektrische Hypothalamusreizungen über mehrere Tage anhaltende Wirkungen zeigen. "Hunger" kann sogar humoral übertragen werden: Wird bei einem hungernden Affen mit "künstlichem Liquor" eine Perfusion des lateralen Hypothalamus durchgeführt und dann mit dem dabei gewonnenen Perfusat der laterale Hypothalamus eines anderen satten Affen durchströmt, dann beginnt dieser zu fressen. Sein "Freßzentrum" wird also trotz Sattheit erneut stimuliert. Bemerkenswert ist in diesem Zusammenhang auch, daß bei Affen eine weit über den Zufall hinausgehende Übereinstimmung besteht zwischen den Reizorten im lateralen Hypothalamus, die Nahrungsaufnahme stimulieren sowie solchen Punkten, an denen sich die Tiere in entsprechenden Versuchsanordnungen immer wieder selbst reizen. Die Motivation zur Selbstreizung wirkt dabei oft stärker als die Nahrungsaufnahme, so daß das unentwegte Selbstreizen einer Belohnung durch Nahrung vorgezogen wird.

Manche Selbstreizpunkte werden allerdings bei Sattheit nicht mehr gereizt, sondern sozusagen gelöscht. Entsprechende Befunde lassen sich auch im Ventromedialkern nachweisen. Hunger und Lust sind also in einer bisher nicht bekannten Weise miteinander gekoppelt, so schwer das auch zu verstehen ist.

Zusammenfassend läßt sich feststellen, daß offenbar bei Primaten im Hypothalamus und dem übrigen limbischen System ein adrenerges Belohnungs-Lust-System besteht, das bei Aktivierung auch Fressen auslöst und andererseits ein cholinerges Unlust-Aversions-System, das auch die Nahrungsaufnahme blockiert.

Es ist noch unklar, ob hierbei auch andere Substanzen, z. B. Serotonin, Cholecystokinin, Substanz P und andere enterale Hormone wirksam sind.

Die körpereigenen Opioide, also die Enkephaline und Endorphine, scheinen ebenfalls eine Rolle zu spielen. Ihre Rezeptoren sind weit verstreut im limbischen System nachweisbar, u. a. in Stirnhirn, Gyrus cinguli, Hippokampus, Amygdala und Hypothalamus. Cingulum und Hypothalamus kommt dabei eine zentrale Bedeutung zu. Naloxon in geeigneter Dosierung reduziert deutlich die Nahrungsaufnahme bei Fettsucht und hemmt die exzessive Opioidsekretion bei Anorexie.

Opioide wirken außerdem wie Opiate analgetisch und euphorisierend, womit wieder die Beziehung zum Lust-Unlust-System hergestellt ist.

Zusammenfassung

Das neuronale System der Hunger-Sättigungs-Regulation ist zwar noch nicht befriedigend aufgeklärt, aber in seinen Grundzügen bekannt.

Hunger ist ein unbehagliches Allgemeingefühl, das zur Nahrungsaufnahme drängt. Es wird im Hypothalamus und im limbischen System generiert. Oropharyngeale und vor allem gastroenterale neuronale "Hunger"-Afferenzen und die überwiegend humoralen Afferenzen aus den Energiespeichern signalisieren dem Hypothalamus Nahrungsbedarf. Hier wird das laterale Kerngebiet aktiviert (enthemmt), das gemeinsam mit dem übrigen limbischen System das Hungergefühl, also die Motivation zur Nahrungsaufnahme, erzeugt sowie gleichzeitig über vegetative und motorische Efferenzen und den Hirnstamm das komplexe Nahrungsaufnahmeverhalten induziert.

Wird mit den Sinnesorgangen (genießbare) Nahrung wahrgenommen, verstärken sich Hungergefühl und Hungerperistaltik des Magens. Ist der Nahrungsbolus im Mund, werden erste "Sättigungsafferenzen" zum Ventromedialkern des Hypothalamus gesendet. Sind Magen und Darm gefüllt, führen gastroenterale Afferenzen zu einer starken Stimulierung des Ventromedialkerns, der seinerseits den lateralen Hypothalamus hemmt. Das Hungergefühl weicht einer befriedigten Sättigung. Nach der Resorption werden die Energiespeicher aufgefüllt, die ihrerseits vornehmlich über die Glukoseutilisation am Ventromedialkern des Hypothalamus dessen Aktivität und damit bis zum nächsten Nahrungsaufnahmezyklus die Sättigung aufrecht erhält.

Mit der allmählichen Leerung des oberen Magen-Darmtrakts und dem Absinken der Energiespeicher beginnt der Vorgang von neuem. In diesen rückgekoppelten, halboffenen Regelmechanismus greifen affektive Einflüsse aus dem limbischen System und bewußte Akte aus der Großhirnrinde modulierend ein. Außerdem funktioniert das System auch nur dann, wenn die Reflexmechanismen über den Hirnstamm intakt sind (Schlucken, Speichelsekretion usw.).

Sensorische Afferenzen aus der Umwelt wirken auf allen Ebenen hemmend oder fördernd. Die hierarchische Gliederung des ganzen Systems entspricht einem allgemeinen Bauprinzip des Nervensystems: Rezeptoren in den Organen senden über periphere afferente Nerven Impulse zum zentralen Nervensystem: hier werden im Hirnstamm zweckmäßige und notwendige Reflexe geschaltet; im Hypothalamus und im limbischen System werden Gefühle, Affekte und komplexe vegetative und motorische Verhaltensmuster induziert; in der Großhirnrinde werden die Impulse bewußt wahrgenommen. Von der Großhirnrinde aus werden bewußte Handlungsstrategien entwickelt, von den übrigen Systemen aber affektive oder reflektorische Mechanismen in Gang gesetzt, die alle Abhilfe schaffen sollen. Sämtliche Efferenzen aus dem Gehirn zu den Organen sind vegetativ oder motorisch, andere Efferenzen gibt es nicht.

Über die Chemoarchitektur des Hunger-Sättigungssystems ist noch wenig bekannt. Es scheint sich auf hypothalamisch-limbischer Ebene ein adrenerges Hunger-Belohnungs-System mit einem cholinergen Sättigungs-Aversions-System undulierend auszubalancieren.

Der Einfluß der komplexen Regelkreise zwischen Großhirnrinde und limbischen System scheint beim Menschen ganz erheblich zu sein. Jedenfalls kann lustvolles Essen bis zur sinnlosen Völlerei gesteigert werden (die alten Römer hatten dazu eine Feder, mit der sie im Rachen Erbrechen auslösten, um weiteressen zu können!). Essen kann aber auch bewußt verweigert werden bis zur lebensbedrohlichen Abmagerung. Damit sind wir bei der Psychologie und Psychopathologie des Essens angelangt, auf die der Beitrag von Pudel (S. 96) eingeht.

Eine schematische Übersicht über die neuronale Regulation von Hunger und Sättigung geben die Abb. 31 und 32.

Abb. 31: Schema der neuronalen Hunger-Sättigungs-Regulation

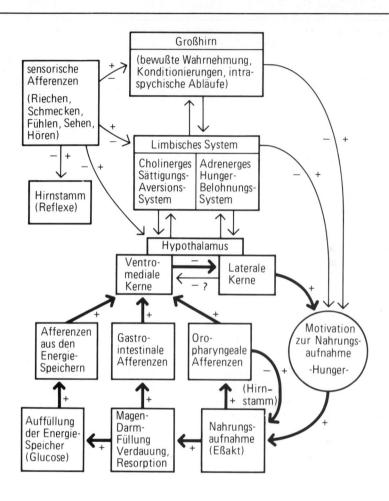

Modifiziert nach Koepchen (4)

Abb. 32: Schematische Darstellung der wichtigsten neuronalen
Systeme für die Hunger-Sättigungs-Regulation

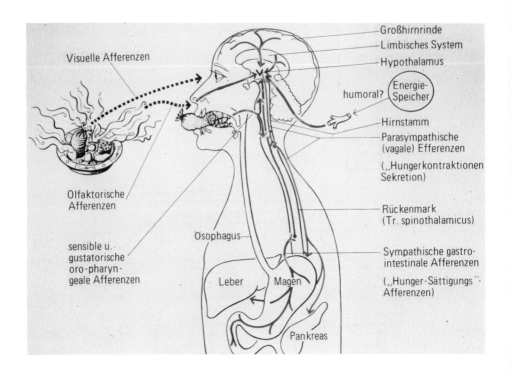

Anschrift des Verfassers

Prof. Dr. med. R. Schiffter
Krankenhaus Am Urban
Neurologische Abteilung
Dieffenbachstraße 1

D-1000 Berlin 61

Weiterführende Literatur

1. Clara M.
   Das Nervensystem des Menschen.
   Leipzig, Barth 1959.

2. Duus P.
   Neurologisch-topische Diagnostk.
   Stuttgart, Thieme 1980.

3. Ganong WF.
   Lehrbuch der Medizinischen Physiologie.
   Berlin, Heidelberg, New York, Springer 1979.

4. Koepchen HP.
   Zentralnervöse Steuerung der Nahrungsaufnahme.
   Aus: Koepchen HP.
   Zentrale neurovegetative Regulationen (in Vorbereitung)
   1986.

5. Netter FH.
   The CIBA Collection of Medical Illustrations, Vol. 1,
   Nervous System, Part 1, Anatomy and Physiology.
   CIBA-Pharm Comp 1983.

6. Nieuwenhuys R, Voogd J, van Huijzen Ch.
   Das Zentralnervensystem des Menschen
   Berlin, Heidelberg, New York, Springer 1980.

7. Schiffter R.
   Neurologie des vegetativen Systems.
   Berlin, Heidelberg, New York, Tokyo, Springer 1985.

PSYCHOLOGISCHE ASPEKTE DER NARHUNGSAUFNAHME UND DEREN EINFLUSS AUF DIE HUNGER- UND SÄTTIGUNGSREGULATION

V. Pudel, Göttingen

Einleitung

Das Neugeborene wird in seiner Nahrungsaufnahme zunächst aus-schließlich vom physiologischen Bedarf des Organismus ge-steuert (innere Regulationsmechanismen). Bei einem adäquaten Nahrungsangebot ist der Säugling in der Lage, "instinktiv" die bedarfsgerechte Nahrungswahl und die erforderliche Men-genaufnahme zu steuern. Schon das klassische Experiment von Davis aus dem Jahre 1928 (6) belegt diesen Sachverhalt ein-drucksvoll - wenngleich zahlenmäßig auch nur an drei Säuglin-gen, die sich über 12 Monate "selbstverantwortlich" ernähren konnten.

Die Ernährung des Kindes und sein Essverhalten werden aber zunehmend durch Umwelt- und Erziehungseinflüsse modifiziert. Es kann in der Folgezeit zu einem Problem inadäquater Be-darfsdeckung kommen, wenn emotionale und situative Rahmenbe-dingungen bestehen, die ebenfalls Einfluß auf Auswahl, Ange-bot und Verzehr der Nahrung nehmen (externe Steuerungsfakto-ren). Dann entwickelt sich neben dem Bedarf zur Nahrungs-aufnahme ein sekundäres Bedürfnis zu essen, oder aber, wie bei der Anorexia nervosa, ein starkes Bedürfnis zur Nahrungs-verweigerung. Diese Bedürfnisse, die die Motivation zur Nah-rungsaufnahme determinieren, können mitunter erheblich am Bedarf des Organismus vorbeigehen. Es kommt zu Ess-Störungen, Fehl-, Unter- und Überernährung (19).

Auf die besondere Rolle der Mutter-Kind-Interaktion bei der Entwicklung solcher nahrungsbezogener Bedürfnisse haben Bruch (3) und Selvini (22) immer wieder hingewiesen. Unzureichend differenzierte Zuwendungsreaktionen der Mutter können dazu beitragen, daß Kleinkinder zwischen Hungergefühlen und an-deren Emotionen nicht zu unterscheiden lernen, so daß dann generalisiert alle negativ besetzten Gefühlszustände als Hun-ger mißinterpretiert werden. Die Folgen des - wie Bruch es nennt - "Abspeisens" im wahrsten Sinne des Wortes sind oft im Hinblick auf streßbedingtes Essen und die Entwicklung des "Kummerspecks" diskutiert worden.

Einschränkend kann allerdings hier schon angedeutet werden, daß es bisher nicht gelungen ist, bestimmte Erziehungsstile, z. B. Einsatz von Nahrungsmitteln als Belohnung oder deren Entzug als Bestrafung; Zwang, den Teller leer zu essen, be-stimmten Kindern mit abweichendem Körpergewicht zuzuordnen (7).

Die Verhaltensforschung hat aus verständlichen Gründen ver-gleichsweise wenig empirisch gesicherte Ergebnisse zum kind-lichen Essverhalten vorgelegt, da zunächst die Aufklärung ungünstiger Verhaltensweisen im Erwachsenenalter im Vordergrund standen, die unmittelbar den bekannten gesundheitlichen Risiken zugeordnet werden konnten, wie Adipositas und Diabetes. Die Modelle der Verhaltensforschung konzentrieren sich somit zumeist auf die offenkundig gestörte Regulation des Adipösen, um daraus Erkenntnisse über das Essverhalten generell abzuleiten.

Als die in der Verhaltensforschung fruchtbarsten Ansätze können die Befunde zur Außenreizabhängigkeit von Schachter (20) zählen. In zahlreichen experimentellen Verhaltensstudien konnte belegt werden, daß Umweltbedingungen eine wirkungsvolle Signalfunktion für das Erleben von Appetit und Sättigung besitzen können. Bei Testmahlzeiten, die aus einem Suppenteller verabreicht werden, der durch eine Öffnung im Boden unbemerkbar für die Versuchsperson auf konstantem Füllniveau gehalten wird, kommt es zu einer Verzögerung des Sättigungserlebens und damit zu einer erhöhten Nahrungsaufnahme. Der "leere Teller" ist somit ein Außenreiz, der Signalfuktion für Sättigung besitzt (14).

Nisbett (13) zeigte für erwachsene Probanden, daß ein sichtbares Angebot an appetitlich belegten Broten das Appetitgefühl stimuliert und zum Übereessen führt. In der gleichen Situation wird weniger gegessen, wenn ebensoviele Schnittchen angeboten werden, wobei allerdings der Vorrat nicht direkt sichtbar in einem Kühlschrank bereitsteht. Eine Replikation dieses Experimentes mit Kindern (24) erbrachte noch deutlichere Effekte des sichtbaren Außenreizes. Insbesondere bestätigen diese Studien zur Externalitätshypothese, daß übergewichtige Personen in ganz entscheidendem Ausmaß von Außenreizen abhängig sind. Dies hat dazu geführt, die Außenreizabhängigkeit als einen psychogenetischen Faktor für die Entstehung der Adipositas zu interpretieren (21).

In den letzten Jahren wurden aber mehr und mehr Befunde publiziert, die lange nicht in der erwünschten Klarheit die von Schachter formulierte Externitalitätshypothese stützen (5). Zwar wurde immer wieder die Wirksamkeit von Umweltsignalen für die menschliche Nahrungsaufnahme bestätigt, doch Zweifel kamen auf, ob Externalität tatsächlich das charakteristische Merkmal der Adipösen ist (23).

Unabhängig voneinander, aber relativ ähnlich in der inhaltlichen Feststellung wurden in den vergangenen 10 Jahren die Konzepte vom "restraint eating" (8) und vom "latent Adipösen" (17) entwickelt. Beide Konzepte stimmen darin überein, daß nicht das aktuelle Körpergewicht eines Menschen, sondern nur das Ausmaß, in welchem der Mensch versucht, sein Essverhalten zu zügeln, mit jenen charakteristischen Veränderungen im Essverhalten einhergeht. "Gezügelte Esser" versuchen, durch kognitive Kontrolle ihrer Nahrungsaufnahme (Diätverhalten) ihr Körpergewicht in einem wünschenswerten Bereich zu halten. Zur Klassifikation von gezügelten Essern haben Herman und Mack (9) eine Testskala entwickelt. Zur Bestimmung des "latent

Adipösen" liegt ebenfalls eine Testskala vor (14). Darunter werden Personen verstanden, die - um Übergewicht zu vermeiden - ihre Energieaufnahme kontrollieren, weil sie die Erfahrung gemacht haben, daß ein unkontrolliertes, spontanes Essverhalten zu unmittelbaren Gewichtszunahmen führt.

Neben den inneren biochemisch-neurophysiologischen Regelmechanismen, die in diesem Buch von anderen Autoren ausführlich erörtert werden, üben auch bestimmte Umweltsignale Einfluß auf die menschliche Nahrungsaufnahme aus, wobei in der kognitiven Kontrolle des eigenen Essverhaltens der dritte Steuerungsfaktor gesehen werden muß.

Diese Unterscheidung nach gezügelten und ungezügelten Essern hat die Interpretierbarkeit der Verhaltensexperimente wesentlich verbessert. Wir vermuten heutzutage, daß bestimmte Veränderungen im Essverhalten, z. B. erhöhte Außenreizabhängigkeit, streßinduzierte hyperphage Reaktionen, gestörtes Sättigungserleben und verzögerter Appetenzverlust, dann bestimmende Merkmale eines individuellen Essverhaltens sind, wenn das Körpergewicht willkürlich über kognitive Kontrollmechanismen verändert wird. Diese These soll weiter belegt werden.

Außenreizabhängigkeit

Es sei kurz auf ein von Pudel und Oetting (18) durchgeführtes Experiment verwiesen, bei dem Flüssignahrung in einem durchsichtigen Nahrungsbehälter angeboten wurde, dessen absinkender Flüssigkeitsspiegel disproportional zur entnommenen Menge manipuliert werden konnte. Die Probanden sollten ihre Nahrungsaufnahme beenden, wenn sie sich ausreichend gesättigt fühlten. Quantitativ exakt läßt diese Versuchsanordnung feststellen, ob das Sättigungsgefühl stärker durch den Außenreiz (Flüssigkeitspegel) oder stärker durch Innenreize (z. B. Magenfüllung) beeinflußt wird. Gezügelte Esser, unabhängig davon, ob normal- oder übergewichtig, zeigten nahezu identische Sättigungsreaktion, die zu etwa 50 % durch den manipulierten Flüssigkeitspegel manipuliert war. Spontane Esser entnahmen pegelunabhängig nahezu konstante Mengen, was auf eine sehr genaue interne Regulation der Volumenaufnahme schließen läßt.

Wären in diesem Experiment die Probanden nach ihrem Gewicht klassifiziert worden, so hätten sich keine Gruppenunterschiede absichern lassen.

Hyperphage Reaktionen

Stress, emotionale Belastung, z. B. Aufregung, Ärger, Konflikte, Trauer, Mißerfolg, aber auch Langeweile, sind Erlebnisqualitäten, die u. a. bei etwa 30 % der adipösen Frauen eine gesteigerte Nahrungsaufnahme stimulieren. Untersuchungen an Kindern zeigen, daß Stress einheitlich zu einer Minderung der Nahrungsaufnahme führt (14). Die typischen Heißhungerattacken bei der Anorexia nervosa und Bulimie können aber auch als stressinduzierte hyperphage Reaktionen gedeutet werden. Bei beiden Patientengruppen läßt sich belegen, daß diese hyperphagen Reaktionen nicht an Übergewicht gebunden sind, sondern eher dann ausgelöst werden, wenn das Körpergewicht durch Nahrungsverweigerung bzw. -restriktion stark absinkt (19).

Gestörtes Sättigungserleben

Wird die Nahrungsaufnahme als kumulative Zeit-Volumen-Funktion bei spontan und gezügelt essenden Probanden am "Food-Dispenser" registriert, so ergeben sich charakteristische Verläufe: Gezügelte Esser nehmen pro Zeiteinheit über die gesamte Mahlzeitdauer gleiche Mengen auf; sie zeigen lineare Verläufe. Spontane Esser hingegen lassen deutlich negativ beschleunigte Verläufe erkennen; sie reduzieren kontinuierlich und zunehmend stärker ihre Nahrungsaufnahme (14). Diese Kurvenverläufe könnten als "biologische Sättigungskurven" interpretiert werden, wie sie von Jung auch in sehr deutlicher Form bei Neugeborenen und Kindern registriert werden konnten (11).

Verzögerter Appetenzverlust

Jordan (10) versuchte durch intragastrische Nahrungszufuhr in verschiedenen Kombinationen die "orale Komponente" der Sättigung einzugrenzen. Seither liegen kaum weitere Befunde vor, die sich detaillierter mit der "Zwei-Komponenten-Theorie" der Sättigung befassen. Darunter werden zwei qualitativ differenzierbare Erlebnisdimensionen des Sättigungsgefühls verstanden, die - obwohl viele Sprachen zwischen Appetit und Hunger unterscheiden - verbal undifferenziert als Sättigung benannt werden:

- Es ist einerseits der Aspekt einer mehr körperlich lokalisierbaren Sättigung (Magendruck, Völlegefühl)

- Andererseits ist es der Aspekt einer mehr psychischen Sättigung (Appetenzverlust, Geschmacksaversion).

Dem Sättigungserleben kommt für die Steuerung der Nahrungsaufnahme insofern große Bedeutung zu, als Sättigung als "Stop-Signal" für das Essverhalten entscheidenden Anteil an der Begrenzung der Energieaufnahme hat.

In drei Studien (25) wurde versucht, analog der Scheinfütterungssituation im Tierversuch eine Methode zu entwickeln, die eine Anwendung im Humanexperiment erlaubt, also die orale Komponente der Nahrungsaufnahme erlebnismäßig zugänglich zu machen, ohne jedoch gleichzeitig zur Magenfüllung und anschließenden Stoffwechselreaktionen beizutragen.

Auf einem rotierenden Tablett erhält der Proband fort-
laufend Nahrungsproben, die er nach seiner Wahl entnehmen
kann. Er hat die Proben geschmacklich zu bewerten
(Ratingskala), um dann die Probe (Bedingung 1) in ein
Speibecken auszuspucken oder (Bedingung 2) sie zu
schlucken. Der "Geschmackstest" wird beendet, wenn der
Proband dreimal den Geschmack als unangenehm bewertet
hat. Verschiedene Nahrungsangebote sind getestet worden.
Registriert wurde jeweils, wieviel Proben benötigt
wurden, um einen Appetenzverlust (Geschmacksaversion)
beim Probanden entstehen zu lassen (Tab. 6):

Tab. 6: Anzahl der verzehrten Testproben bei den drei
Probandengruppen unter den Versuchsbedingungen
"schmecken - schlucken" (mit Magenfüllung) und
"schmecken - ausspucken" (ohne Magenfüllung)

Testnahrung	Normalgewichtige		Latent Adipoese		Manifest Adipoese	
	mit Magen- fuellung	ohne Magen- fuellung	mit Magen- fuellung	ohne Magen- fuellung	mit Magen- fuellung	ohne Magen- fuellung
Dessertcreme Portion 10 g n=48	33	34	43	79	68	128
Pikante Creme Portion 10 g n=48	21	33	29	48	63	114
Eiscreme Portion 6 g n=4	37	46	36	67	84	145

Latent und manifest adipöse Probanden nehmen unter
der zweiten Bedingung signifikant mehr Testproben zu
sich, bis eine Geschmacksaversion eintritt.

Die Ergebnisse dieses "Scheinfütterungsexperimentes" bestätigen die Zwei-Komponenten-Theorie der Sättigung:

Probanden mit Essproblemen (gezügelte Esser und adipöse Probanden) erleben in der Situation "ohne Magenfüllung" erst erheblich zeitverzögert einen Appetenzverlust, während bei
spontanen Essern ohne Gewichtsprobleme die psychische Sätti-
gungskomponente zeitsynchron zur physiologischen Sättigung
auftritt, selbst dann, wenn keine Magenfüllung stattfindet.

Daraus folgt, daß gezügelte Esser und manifest adipöse Probanden (die in aller Regel auch zu den gezügelten Essern zu
rechnen sind) während der Nahrungsaufnahme erheblich zeitver-

zögert eine Geschmacksaversion entwickeln, so daß sie eine relativ überhöhte Energieaufnahme nur durch kognitive Gegensteuerung vermeiden können. Auf der subjektiven Erlebensseite bedeutet dies, daß sie ihre Nahrungsaufnahme beenden, ohne sich satt fühlen zu können, d.h. sie müssen sich zügeln, obschon Appetenz verspürt wird, weiter zu essen. Dieser Sachverhalt wird auch in dem französischen Sprichwort "L'appetit vient en mangeant" reflektiert.

Theoretische Schlußfolgerungen

Diese Studien lassen erkennen, daß das "Diätverhalten" eine wichtige Variable sein kann, die diese charakteristischen Veränderungen in der Steuerung der Nahrungsaufnahme bedingt. Damit würde allerdings das Konzept, in solchen Störungen der Appetit- und Sättigungsregulation eine bedingte Variable für die Genese des Übergewichts zu sehen, mehr und mehr in Frage gestellt.

Diese Überlegungen lassen vielmehr an die seit längerer Zeit in der Literatur - zuweilen auch kontrovers (2, 12) - diskutierte "Set-Point-Theorie" denken. Diese Theorie geht von der Annahme aus, daß - wenn auch bisher unbekannte - Regelmechanismen existieren, die ein bestimmtes Körpergewicht konstant halten. Hyper- oder hypokalorische Ernährung aktiviert danach Kompensationsmechanismen, die auf eine Stabilisierung des Gewichts, des set-point-weight, hinwirken. Cabanac, Ducleaux und Spector (4) führten Anfang der siebziger Jahre in ähnlichem Sinne das Modell eines "Ponderostaten" ein. Sie konnten zeigen, daß nach einem Glukosetrunk die subjektive Akzeptanz für anschließend verabreichte süße Lösungen absinkt, wenn sich die Probanden in einem stabilen Gewichtsbereich befanden (set-point-weight). Die Akzeptanz für weitere Süßlösungen blieb allerdings erhalten bei jenen Probanden, die sich in einer dynamischen Phase der Gewichtszunahme befanden (aktuell unter ihrem set-point-weight lagen). Dieses Resultat deckt sich mit den Ergebnissen der "Scheinfütterungsmethodik".

Die teilweise schweren Ess-Störungen, die bei bulimischen Patienten zu beobachten sind, können danach zumindest theoretisch auf das Unterschreiten des set-point-weight zurückgeführt werden, was als typisches Symptom dieser Krankheit gilt, denn die Patienten erzwingen durch einen Diät-Abusus - ausgelöst durch überwertige Schlankheitsideen - einen so niedrigen Gewichtsbereich, der mit spontanem Ess-Verhalten nicht realisierbar wäre.

Nach diesen Ausführungen zu verhaltenspsychologischen Befunden der Nahrungsaufnahme könnte angenommen werden, daß die Nahrungsaufnahme des Menschen primär, aber auch prinzipiell durch innere Regelmechanismen beeinflußt wird. Als Folge dieser Regulation resultiert ein Körpergewicht in biologisch üblichen Variationsbreiten (Normalverteilung). Medizinische, auch gesellschaftliche Normen weisen dagegen relative Körpergewichte ab einem bestimmten Schwellenwert als "unerwünscht" aus. Dem Individuum bleibt nichts anderes übrig, als durch Diät, also durch Einüben des "gezügelten Ess-Verhaltens", das unerwünschte Körpergewicht in den Bereich erwünschter medizinischer und/oder sozialer Normen zu bringen. Genau dieses Verhalten des "gezügelten Essens" aber scheint die bedingende Variable zu sein, die eine erhöhte Außenreizabhängigkeit, hyperphage Reaktionen, Sättigungsstörungen und verzögerten Appetenzverlust aktivieren. Diese beschriebene Verhaltensdisposition des "restraint eating" führt aber unweigerlich zur Gewichtszunahme (zum set-point-weight), falls nicht permanent eine kognitive Gegensteuerung erfolgt (Abb. 33).

Abb. 33: Hypothesen und Verhaltensbeobachtung

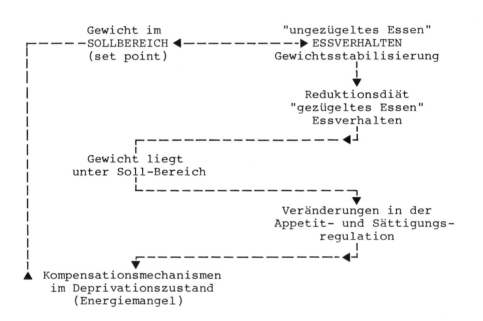

Zusammenfassung

Natürlich bleiben viele entscheidende Fragen zum hypothetischen Konstrukt des "set-point", seiner Stabilisierung und/oder Veränderung offen. Nachdenklich kann aber bereits zum gegenwärtigen Stand der Verhaltensforschung stimmen, daß die Bemühungen zur Veränderung des Körpergewichts selbst wiederum Auswirkungen auf die Steuerung des Essverhaltens haben können. Die Steuerung von Appetit-, Hunger- und Sättigungsgefühlen ist offensichtlich in die inneren Regulationsmechanismen eng eingebunden.

Gerade im Hinblick auf Interventionen diätetischer Art bei
Kindern stellt sich die Frage, welche Folgen auf der Verhal-
tensebene resultieren. Wir werden intensiver die Wechselwir-
kung zwischen psychologischen und physiologischen Bedingungen
untersuchen müssen, denn nach allem, was sich bisher zeigt,
sind es weder mehrheitlich die externen, noch mehrheitlich
die inneren Faktoren, die das menschliche Ernährungsverhalten
bestimmen, sondern es sind stärker die Interaktionen, die
sich aus beiden ergeben.

Anschrift des Verfassers

Prof. Dr. V. Pudel
Klinikum der Georg-August-Universität Göttingen
Zentrum 16: Psychologische Medizin
Ernährungspsychologische Forschungsstelle
von-Siebold-Straße 5

D-3400 Göttingen

Literatur

1. American Psychiatric Association: Diagnostic and
    Statistical Manual of Mental Disorders, 3rd ed. (DSM
    III).
    Washington, APA 1980.

2. Booth DA.
    Acquired behaviour controlling energy intake and output.
    Psychiat Clin North Amer 1978;1:545-579.

3. Bruch H.
    Eating Disorders.
    New York, Basic Books 1973.

4. Cabanac M, Ducleaux R, Spector N.
    Sensory feedback in regulation of body weights: Is there
    a ponderostat?
    Nature 1971;229:125-126.

5. Clotz B, Pudel V.
    Das Konzept der Externalität: Definition, Befunde,
    Erklärungswert.
    In: Kappus W et al (Hrg.).
    Möglichkeiten und Grenzen der Veränderung des
    Ernährungsverhaltens.
    Göttingen, AGEV 1981.

6. Davis CM.
    Self-selection of diet by newly weaned infants.
    Amer J Dis Child 1928;36:651-679

7. Deutsche Gesellschaft für Ernährung (DGE).
    Ernährungsbericht 1984.
    Frankfurt, Henrich 1984.

8. Herman CP, Polivy J.
    Anxiety, restraint and eating behavior.
    J abnorm Psychol 1975;84:666-672.

9. Herman CP, Mack D.
    Restrained and unrestraint eating behavior.
    J Personal 1976;43:647-660.

10. Jordan HA.
    Voluntary intragastric feeding: Oral and gastric
    contributions to food intake and hunger in man.
    J Comp Psychol 1976;69:498-507.

11. Jung F.
    Ad libitum food intake of newborns cumulatively
    registered by a food-dispenser.
    Neuropediat 1979;10:3-9.

12. Keesey RE.
    Set points and body weight regulations.
    Psychiat Clin North Amer 1978;1:523-543.

13. Nisbett RE.
    Determinants of food intake in human obesity.
    Science 1968;159:1254-1255.

14. Pudel V.
    Zur Psychogenese und Therapie der Adipositas.
    Berlin, Heidelberg, New York, Springer 1982.

15. Pudel V.
    Essverhalten.
    In: Basler HD, Florin I (Hrsg.).
    Klinische Psychologie und körperliche Krankheit.
    Stuttgart, Kohlhammer 1985.

16. Pudel V.
    Psychologie der Ernährung.
    Monatsschr. Kinderheilk. 1986;134:104-108.

17. Pudel V, Metzdorff M, Oetting M.
    Zur Persönlichkeit Adipöser in psychologischen Tests
    unter Berücksichtigung latent Fettsüchtiger.
    Z. Psychosom. Med. 1975;21:345-361.

18. Pudel V, Oetting M.
    Eating in the laboratory: Behavioral aspects of the
    positive energy balance.
    Int J Obesity 1977;1:369-386.

19. Pudel V, Paul T.
    Bulimie, Epidemiologie - Pathogenese - Therapie.
    Münch. Med. Wschr. 1986;128:119-122.

20. Schachter S.
    Emotion, obesity, and crime.
    New York, Academic Press 1971.

21. Schachter S, Rodin J.
    Obese humans and rats.
    New York, Wiley 1974.

22. Selvini MP.
    Die Bildung des Körperbewußtseins: Die Ernährung des
    Kindes als Lernprozess.
    Psychother Psychosom 1967;15:292-304.

23. Stunkard AJ.
    Obesity and social environment.
    In: Howard, A. (ed.)
    Recent Advances in Obesity Research I.
    London, Newman 1975.

24. Szvjatko E, Zwiauer K, Widhalm K.
    Einfluß von Nahrungsmenge als sichtbarer Außenreiz auf
    das Eßverhalten adipöser Kinder.
    Pädiat. Pädol. 1983;18:295-300.

25. Van Itallie T, VanderWeele D.
    The phenomenon of satiety.
    In: Björntorp et al (eds.)
    Recent Advances in Obesity Research III.
    London, Libbey 1981.

MUTTER-KIND-BEZIEHUNG: EINFLUSS AUF DIE HUNGER- UND SÄTTIGUNGSREGULATION

U. A. Hunziker, Zürich

Einleitung

Die Komplexität der biologischen, endogenen und exogenen Faktoren, die in der Hunger- und Sättigungsregulation eine Rolle spielen, ist beeindruckend. Nicht minder vielschichtig und kompliziert ist das im Verlaufe der Zeit zwischen dem Kind und seinen Bezugspersonen entstehende Netz von Beziehungen. Nachfolgend werden Gesichtspunkte des kindlichen Essverhaltens im Rahmen der Mutter-Kind-Beziehung während des ersten Lebensjahres dargestellt.

Heutzutage wird versucht, die Beziehung in der Familie möglichst ganzheitlich zu verstehen, etwa als Triade von wechselnden Interaktionen zwischen Mutter, Vater und Kind, die sich quantitativ und qualitativ in Abhängigkeit von angeborenen und erworbenen Eigenschaften der beteiligten Personen sowie von exogenen Faktoren verändern kann. Diese Beziehungen spielen sich auf verschiedenen Ebenen ab, z. B. auf emotionaler oder rationaler, und drücken sich in einer Vielzahl von primären und reaktiven Verhaltensformen der Beteiligten aus.

Kindliche Verhaltensformen

Während der ersten Lebensmonate besteht das Repertoire des kindlichen Verhaltens vorwiegend aus Schlaf-, zufriedenem Wach-, Schrei- und Essverhalten. Die zeitliche Entwicklung der kindlichen Verhaltensformen im Verlaufe der ersten 12 Lebenswochen wurde einer Studie entnommen, in der der Einfluß von vermehrtem Tragen auf das Schreiverhalten des Kindes untersucht wurde (9).

Die durchschnittliche Verteilung der verschiedenen Verhaltensweisen ist in horizontalen Bändern dargestellt (Abb. 34, 35, 36). Die Breite eines bestimmten Bandes gibt die relative Dauer dieses Verhaltens in Minuten während jeder der 24 Stunden des Tages an. Im oberen Teil dieser Abbildungen ist jeweils die Gruppe der vermehrt (mindestens 3 Stunden pro Tag) getragenen Kinder dargestellt, im unteren Teil spiegelbildlich die Kontrollgruppe, die das unmodifizierte Verhalten einer normalen Säuglingspopulation wiedergibt.

Im Alter von 3 Wochen (Abb. 34) ist bezüglich Schreien und Schlafen kein klares Muster zu erkennen; Wach- und Schlafzustände verteilen sich fast gleichmäßig auf Tages- und Nachtzeiten. Dieses trifft auch für Dauer und Verteilung des Trinkverhaltens zu: die Kinder trinken am Tag und in der Nacht fast gleich lang.

Abb. 34: Tagesverteilung des kindlichen Verhaltens im Alter von 3 Wochen

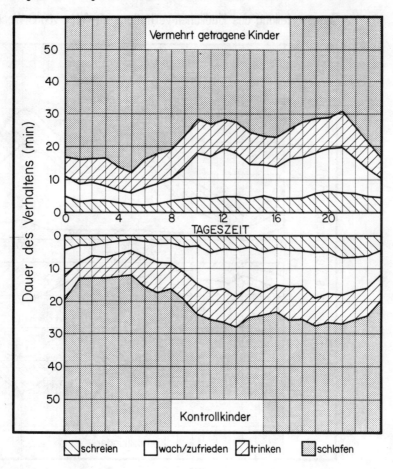

Tagesverteilung des kindlichen Verhaltens im Alter von 3 Wochen

Im Alter von 6 Wochen ergeben sich bereits Veränderungen (Abb. 35): Die Schreidauer der Kontrollkinder hat quantitativ zugenommen und verteilt sich insbesondere auf die frühen Abend- und Nachtstunden. Im Schlafverhalten beginnt sich eine Tag-Nacht-Verteilung abzuzeichnen mit zunehmendem Nacht- und weniger Tagschlaf; auch das Essverhalten verlagert sich mehr und mehr auf die Tageszeiten. Die vermehrt getragenen Kinder schreien weniger.

Abb. 35: Tagesverteilung des kindlichen Verhaltens im Alter von 6 Wochen

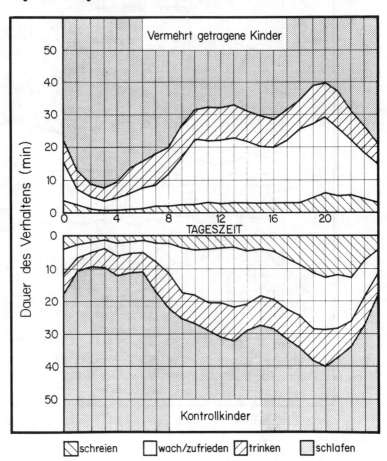

Tagesverteilung des kindlichen Verhaltens im Alter von 6 Wochen

Im Alter von 12 Wochen ist der vorstehend beschriebene Trend noch klarer geworden (Abb. 36): Der Schlaf konzentriert sich vorwiegend auf die Nacht, die Wachzustände auf den Tag; das Schreiverhalten ist in diesem Alter bereits wieder am Abklingen, zeigt aber immer noch eine gewisse Prävalenz in der zweiten Tageshälfte. Das Essverhalten zeichnet sich dadurch aus, daß insbesondere tagsüber getrunken wird, und zwar in zunehmendem Maße während der Mittagsstunden zwischen 12 und 15 Uhr, und dann nochmals abends gegen 20 Uhr.

Abb. 36: Tagesverteilung des kindlichen Verhaltens im Alter von 12 Wochen

Tagesverteilung des kindlichen Verhaltens im Alter von 12 Wochen

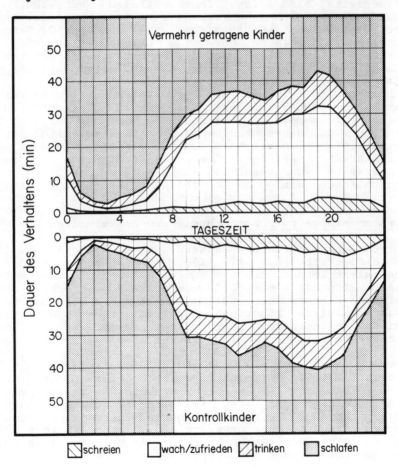

Zusammenfassend kann folgendes festgehalten werden:

- Während der ersten 12 Wochen entwickelt sich eine deutliche Verteilung der Wachzustände auf den Tag und des Schlafes auf die Nacht.

- Das Schreiverhalten in der Kontrollgruppe zeigt den bekannten Verlauf (4) mit Zunahme bis zum Alter von 6 Wochen, gefolgt von einer anschließenden Abnahme bis 12 Wochen. Außerdem konzentriert sich das Schreien zunehmend auf die Abend- und frühen Nachtstunden.

- Das Essverhalten verteilt sich zunehmend auf den Tag und innerhalb des Tages auf die gewohnten mittäglichen und abendlichen Essenszeiten.

Einerseits sind diese longitudinalen Verhaltensänderungen Ausdruck kindlicher cerebraler Reifungsprozesse: Damit sich beispielsweise ein Schlaf-Wach-Rhythmus über 24 Stunden einstellen kann, sind cerebrale Leistungen erforderlich, die offensichtlich kurz nach der Geburt von den meisten Kindern noch nicht erbracht werden können. Diese Tatsache wurde im Rahmen der Schlafforschung wiederholt belegt (2, 11, 14). Andererseits sind aus den dargelegten zeitlichen Verhaltensabläufen auch Einflüsse der Umwelt zu erkennen, z. B. daß Kinder zunehmend nachts schlafen und tagsüber wach bleiben, und daß die Nahrungsaufnahme - initial zufällig über den Tag verteilt - allmählich zu den für die Eltern gewohnten Hauptessenszeiten erfolgt. Cerebrale Entwicklung und Umwelt sind ihrerseits von verschiedenen Faktoren abhängig, von denen anschließend einige beleuchtet und diskutiert werden.

Zusammenhänge zwischen Schrei- und Essverhalten des Säuglings

Durch mehrere Untersuchungen, u. a. von Wolff (18) und Wasc-Hoeckert et. al. (17), sind spezifische Schreiformen definiert worden, die die Mutter erkennt. In diesem Zusammenhang wird oft vom sog. "Hungerschrei" gesprochen, der in den ersten Lebenswochen vermutlich häufiger beim nüchternen und wahrscheinlich hungrigen Säugling vorkommt, eigentlich aber einem rhythmischem Schreimuster entspricht, in das jeder länger schreiende Säugling früher oder später hineingerät.

Der Hungerschrei als solcher ist unspezifischer als etwa der Schmerzschrei, der spektrografisch, aber auch auditiv unverwechselbar vom Zuhörer erkannt wird. Es besteht eine große Wahrscheinlichkeit, daß die Mutter im Zusammenhang mit anderen, ihr zur Verfügung stehenden Informationen den Hungerschrei richtig interpretiert und ihr Kind füttert (3). Durch eine Reihe von Beobachtungen ist belegt, daß Schreien und Hunger miteinander assoziiert sind:

1) Aus der Beobachtung einer großen Anzahl von Kindern eines Säuglingszimmers schloß Wolff (18), daß ungefütterte Kinder häufiger schreien als satte - unabhängig davon, ob sie in die Arme genommen und getragen werden oder nicht.

2) Hunger könnte also einer der Auslöser von Schreiverhalten sein. Um dieser Frage näherzukommen, hat derselbe Autor das Verhalten einer Gruppe von Säuglingen mit angeborener tracheo-oesophagealer Fistel und künstlich angelegter Gastrostomie untersucht. In mehreren Wiederholungen sowie mehrfach geänderter Reihenfolge der Versuche konnte er folgende Effekte der Fütterung auf das Schreiverhalten erzielen:

- Plazierung des Schnullers im Mund ohne gleichzeitige Magenfüllung über die Gastrostomie vermochte das schreiende Kind nicht zu besänftigen.

- Schnuller im Mund und gleichzeitige Magenfüllung führten hingegen zu dessen sofortiger Beruhigung.

- Eine Scheinfütterung - Verabreichung von Nahrung durch den Mund mit sofort anschließender Entfernung aus dem Magen durch die Gastrostomie - brachte das Kind nicht zum Schweigen.

- Wiedereinfüllen der vorher aus dem Magen entfernten Flüssigkeit zurück in den Magen führte sofort zur Beruhigung des Kindes.

Jedoch konnte die Frage, ob die Magenfüllung an sich zur Beruhigung des Kindes führte oder ob dazu eine resorbierbare Substanz notwendig war, nicht mit letzter Sicherheit geklärt werden. Aus seinen Untersuchungen zog Wolff (18) die Schlußfolgerung, daß das rhythmische Schreien vor einer Mahlzeit vermutlich mit dem leeren Magen zusammenhängt und nicht so sehr mit den ungestillten kindlichen Bedürfnissen nach Saugen oder oraler Stimulierung.

3) In ihren grundlegenden Beobachtungen von Mutter-Kind-Paaren in der normalen häuslichen Umgebung haben Bell und Ainsworth (3) festgestellt, daß Aufnehmen und Füttern ihres schreienden Kindes die effektivsten verhaltensmäßigen Antworten der Mutter sind. Das ist zu Beginn und am Ende des 1. Lebensjahres der Fall.

4) Schließlich ist mit Hilfe der Thermographie gezeigt worden, daß rhythmisches Schreien die Durchblutung der laktierenden Brust steigert, selbst wenn dieses von einem der Mutter fremden Kind stammt und von einem Tonband abgespielt wird (12). Rhythmisches Schreien hat demnach einen stimulierenden Effekt auf die Mutter, ein potentiell hungriges Kind zu stillen.

Aus dieser Vielzahl an Untersuchungen und Beobachtungen geht hervor, daß im Verhaltensspektrum des Säuglings Schrei- und Essverhalten gekoppelt sind. Es stellt sich nunmehr die Frage, ob dem jungen Säugling bereits Mechanismen zur Verfügung stehen, seine Nahrungsaufnahme bezüglich Häufigkeit und Menge selbst zu regulieren.

Regulationsmechanismen der Nahrungsaufnahme beim Säugling

Eine Reihe von Beobachtungen machen das Vorhandensein derartiger Regulationsmechanismen wahrscheinlich. So fördert häufiges Stillen "ad libitum" ("on demand") in den ersten zwei Wochen nach der Geburt die tägliche Trinkmenge und Gewichtszunahme des Kindes, wie das kürzlich in einer kontrollierten Studie gezeigt wurde (6).

Die ungenügende Milchproduktion in der ersten Zeit nach der Geburt ist noch immer der häufigste Grund für frühes Abstillen. Es scheint, daß "on demand" trinkende - also ihre Nahrungsaufnahme selbst bestimmende - Kinder wesentlich dazu beitragen, ihre Milchquelle durch adäquate Stimulation der laktierenden Brust nicht zum Versiegen zu bringen.

Während einer Brustmahlzeit ändert der Säugling sein Saugverhalten dahingehend, daß er jeweils zwischen dem Saugen immer längere Pausen einschaltet und dadurch den Milchfluß zunehmend hemmend beeinflußt (7). Schließlich, nach etwa 10 Minuten Trinkzeit an der Brust, saugt der Säugling in ganz kurzen "bursts" mit sehr langen Intervallen - also im typischen Muster des nicht-nutritiven Saugens. Dabei sistiert der Milchfluß von der mütterlichen Brust vollkommen. Der Säugling steuert demzufolge den Milchfluß durch Änderung seines Saugverhaltens während der Mahlzeit.

Während einer Brustmahlzeit ändert sich auch die Konsistenz der Milch: Zu Beginn und bis zur Halbzeit wird ein Kind, das pro Mahlzeit beide Brüste entleert, relativ wäßrige Milch zu sich nehmen und dadurch eventuell vorhandene Durstempfindungen löschen können. Gegen Ende der Mahlzeit wird die Milch konsistenter. Bei der Kontrolle der kindlichen Nahrungsaufnahme könnte diese Konsistenzänderung der Brustmilch eine Rolle spielen. Wenn bisher auch nicht bewiesen, so könnte ein nach einer Flaschenmahlzeit unruhiges Kind nicht wegen Hunger-, sondern wegen Durstempfindungen schreien (8). Dennoch ist es einleuchtend, daß mit Flaschennahrungen derartigen Konsistenzveränderungen der Brustmilch nicht Rechnung getragen werden kann.

Flaschen- und Brustmahlzeiten wirken sich offensichtlich auch unterschiedlich auf das Respirationsmuster des Säuglings während des Trinkens aus: Während der junge Säugling bei einer Mahlzeit an der Brust regelmäßig atmet, legt er bei einer Flaschenmahlzeit längere Pausen ein und atmet unregelmäßig (10).

In den ersten postpartalen Monaten besteht bei untergewichtigen und übergewichtigen Neugeborenen eine Selbstregulations-
tendenz bezüglich der Nahrungsaufnahme und des Gewichtsver-
haltens: Während die untergewichtigen Neugeborenen an Gewicht
aufholen, nehmen die übergewichtigen relativ zu den Percenti-
len ab. Dieses "catch-up"- bzw. "catch-down"-Verhalten des
Gewichts setzt im allgemeinen am Ende der ersten Lebenswoche
ein. Eine für dieses Verhalten mögliche Erklärung ist ein
überwiegend hereditär geprägtes, erst postpartal ausreifendes
Appetitzentrum. Dabei stellt sich der Appetit entsprechend
dem biologisch vorgesehenen und potentiell zu erreichenden
Wachstumskanal ein, was für die untergewichtigen Kinder mit
gesteigerter und für die übergewichtigen mit verminderter
Nahrungsaufnahme einhergeht (13).

Dabei darf nicht übersehen werden, daß Ausnahmen von diesem
Verhaltensmuster möglich sind. Ein an der Brust unterkalo-
risch ernährter Säugling muß trotz abflachender Gewichtskurve
nicht unbedingt gesteigertes Schrei- noch ein unzufriedenes
Allgemeinverhalten zeigen, denn durch zusätzliche Flaschen-
nahrung kann sein Gewicht problemlos korrigiert werden.

Zusammenfassend ist festzustellen, daß der Säugling die Nahrungsaufnahme bis zu einem gewissen Grad selbst regulieren zu
können scheint:

1. Häufiges Trinken ("on demand") in den ersten Lebenstagen
   führt zur Stimulation der Laktation und zur Zunahme des
   täglichen Trinkvolumens (6).

2. Das Saugmuster während einer Brustmahlzeit ist hoch orga-
   nisiert und führt zu initialer Stimulierung sowie zu
   terminaler Hemmung des Milchflusses (7).

3. Die Änderung der Konsistenz der Milch während einer Brustmahlzeit befriedigt möglicherweise nicht nur Hunger-,
   sondern auch Durstempfindungen des Säuglings (8).

4. "Catch-up"- bzw. "catch-down"-Verhalten charakterisiert
   den postpartalen Gewichtsverlauf von untergewichtigen bzw.
   übergewichtigen Neugeborenen (13).

Es gibt demnach beim Säugling Verhaltensformen, die es ihm
ermöglichen, Hunger auszudrücken. Außerdem stehen ihm - mit
den erwähnten Einschränkungen - eine Reihe von Möglichkeiten
zur Verfügung, die Nahrungsaufnahme seinen Bedürfnissen entsprechend zu regulieren. Anschließend soll die Bedeutung
dieser Verhaltensformen für die Entwicklung der Mutter-Kind-
oder Eltern-Kind-Beziehung beleuchtet werden.

Mutter-Kind-Interaktionen und kindliches Essverhalten

Bekanntlich ist die frühe Mutter-Kind-Beziehung in Ländern
der Dritten Welt dadurch gekennzeichnet, daß die Kinder im 1.
Lebensjahr sehr nahe am Körper der Mutter verweilen, denn sie
werden fast ununterbrochen getragen. Selbst während des
Schlafes der Mutter bleibt ein ausgedehnter Körperkontakt
zwischen ihr und dem Kind bestehen.

In einer vergleichenden Studie zwischen afrikanischen und
amerikanischen Kindern wurden in mehrfacher Hinsicht ausge-
prägte kulturelle Unterschiede beschrieben (1): In der
afrikanischen Gruppe war der Mutter-Kind-Kontakt während der
ersten zwei Lebensjahre viel enger. Die Kinder hatten vollkommen freien Zugang zur Brust der Mutter, ernährten sich
vorwiegend durch Selbstregulation, ohne das Verhaltenssignal
'Schreien' zu benötigen. Offensichtlich nahmen diese Mütter
kindliche Verhaltenssignale, z. B. feine Haltungs- und Tonus-
änderungen, wahr, die dem Schreien vorausgingen.

In diesen Kulturen benützt das Kind die mütterliche Brust
nicht nur zum nutritiven, sondern über längere Zeitperioden
auch ausschließlich zum nicht-nutritiven Saugen. Da das Kind
die Initiative zur Nahrungsaufnahme selbst ergreift, erübrigt
sich die Frage nach der Entscheidung der Mutter, zu welchem
Zeitpunkt sie ihr Kind füttern will. Dieses ist ein ganz
wesentlicher Unterschied zu unseren Kulturkreisen, wo der
Zeitpunkt der Nahrungsaufnahme wesentlich von der Mutter mitbestimmt wird.

Kulturkreis, Sitten und Traditionen prägen die Haltung der
Eltern dem Kinde gegenüber. Aus verschiedenen Gründen ist es
undenkbar, das Modell der Mutter-Kind-Interaktion aus Ländern
der Dritten Welt auf europäische Verhältnisse zu übertragen.
Der Sinn dieses transkulturellen Exkurses ist es, aufzu-
zeigen, wie stark die Umwelt individuelle und gegenseitige
Verhaltensformen zu prägen vermag.

So beobachteten wir in unserer Studie über elterliches Trag-
verhalten und kindliches Schreien (9), daß in der Gruppe mit
Instruktion zu vermehrtem Herumtragen des Säuglings nicht nur
eine Abnahme der täglichen Schreidauer, sondern auch eine
signifikante Zunahme der täglichen Anzahl von Trinkepisoden
zu vermerken war (Tab. 7). Dabei ist festzuhalten, daß die
tägliche Dauer des Trinkens unverändert blieb, d. h. die
Kinder wurden zwar häufiger, aber insgesamt nicht länger
gefüttert. Es ist durchaus möglich, daß das vermehrte
Herumtragen eine gewisse zusätzliche Sensibilisierung der
Mutter bewirkt hatte, ihr Kind eben nicht nur länger zu
tragen, sondern auch häufiger zu stillen.

Tab. 7: Mittlere Häufigkeit der täglichen Mahlzeiten (m $\pm$ SD)
bei vermehrt herumgetragenen Kindern und einer
Kontrollgruppe im Verlauf der ersten 12 Lebenswochen

Alter (Wochen)	Vermehrt getragen	Kontrollen	p
3	8.1 (2.1)	7.8 (2.8)	NS
4	9.4 (3.4)	7.7 (2.4)	<.01
6	9.1 (3.4)	7.7 (2.6)	<.01
8	8.5 (2.8)	7.3 (2.4)	<.05
12	8.1 (3.5)	6.5 (1.7)	<.01

Während der Fütterung findet eine intensive Kommunikation
zwischen Mutter und Kind statt, die vorwiegend averbaler
Natur ist (5). Brazelton et al. als Vertreter der Kind-dik-
tierten Mutter-Kind-Beziehung postulierten die Synchronisierung der mütterlichen Antworten auf die kindlichen Bedürfnisse und schlossen daraus, daß rhythmische Interaktionen die
Grundlage für die affektive Entwicklung und das somatische
Gedeihen des Kindes bilden (5, 15). Gerade beim Trinkver-
halten des Säuglings sind im Rahmen dieser Anschauungen Ver-
zerrungen entstanden, die die Mutter-Kind-Beziehung für jede
kindliche Verhaltensabweichung verantwortlich machen. So wird
seit etwa 40 Jahren versucht, Unterschiede zwischen flaschen-
und brusternährten Kindern in der späteren physischen und
verhaltensmäßigen Entwicklung zu finden. Diese Versuche sind
weitgehend erfolglos geblieben. Ganz allgemein kann festgehalten werden, daß sich bisher keine einfachen Ursache-Wir-
kungs-Beziehungen zwischen der Art der kindlichen Ernährung -
also Brust versus Flasche - und Qualität der Mutter-Kind-
Beziehung finden ließen (16). Wenn überhaupt Unterschiede
bestehen, dann - wie bereits erwähnt - in der unmittelbaren
Mutter-Kind-Verhaltenssynchronizität, die beim Stillen als
harmonischer beschrieben wird. Jedoch wird das spätere kindliche Verhalten dadurch nicht oder nur unwesentlich beeinflußt.

Umgekehrt kann die Art der Ernährung aber Konsequenzen für
die Mutter selbst haben:

- Heutzutage ist Stillen zum Teil mit Prestigehaltung verbunden. Stillen ist gleichbedeutend mit einem schlechthin
  guten und Nichtstillen gleichbedeutend mit einem schlechten
  Mutterbild.

- Unsere von männlichen Vorstellungen dominierte Gesellschaft
  hat eine gewisse Tendenz, die weibliche Brust zu sexuali-
  sieren. Diese Vorstellungen kontrastieren mit dem anderen
  Bild der Frau als Mutter und Ernährerin ihres Kindes.
  Widerwille gegen das Stillen kann seinen Ursprung in
  solchen zwiespältigen Gefühlen haben und schließlich das
  mütterliche Verhalten negativ beeinflussen.

- Mütter, die aus irgendwelchen Gründen nicht stillen können, aber hohe Erwartungen daran geknüpft haben, sind enttäuscht. Es besteht die Gefahr, daß sie in einen "Trauerprozeß" hineingeraten, der längere Zeit anhält - oft länger, als sie selbst und ihre Umgebung realisieren. Es kann sogar vorkommen, daß solche Gefühle nie ganz verarbeitet und überwunden werden, so daß noch nach Jahren die Beziehung einer solchen Mutter zu ihrem Kinde belastet sein kann und es zu Fehlverhalten auf beiden Seiten kommt.

- Stillen hat auch Konsequenzen für den Vater und die Partnerbeziehung zwischen den Eltern. Ehepartner können in Schwierigkeiten geraten, wenn sie die Aufgabe von Erziehung und Fürsorge für das Kind nicht unter sich aufteilen können, sondern jeweils für sich selbst beanspruchen. In einer solchen Beziehung wird der Vater zwangsläufig ohne das Stillvermögen der Frau benachteiligt.

Das Ernährungsverhalten der Mutter generell, insbesondere aber das Stillen, kann in Abhängigkeit von Umwelt, Partnerbeziehung der Eltern und persönlicher Entwicklung der Mutter zur dominierenden Interaktionsform mit dem Kinde werden. Dieses bedeutet konkret, daß sämtliche Verhaltensäußerungen des Kindes sofort und ausschließlich mit irgendeiner Form von Ernährung beantwortet werden. Verhaltensmäßige und emotionale Konditionierungen beider Interaktionspartner können dazu führen, daß solche Beziehungsmuster gefestigt werden. Falls sie über längere Zeit hinweg bestehen bleiben, ergibt sich die Gefahr, daß sie sich verselbständigen und - insbesondere beim Kind - zu komplexen Störungen des Essverhaltens führen.

Zusammenfassung

Zusammenfassend kann zu den Zusammenhängen zwischen Mutter-Kind-Beziehung und Essverhalten des Säuglings folgendes festgehalten werden:

1. Während der Fütterung des Säuglings durch die Mutter kommt es zu Mutter-Kind-Interaktionen, die durch einen großen kommunikativen Gehalt gekennzeichnet sind.

2. Die Art der Ernährung - Brust versus Flasche - ist in Bezug auf die spätere verhaltensmäßige und emotionale Entwicklung des Säuglings von sekundärer Bedeutung.

3. Die Umwelt - Kultur, Traditionen, eigene Kindheitserfahrung der Eltern, Beruf, Stellung und Rolle der Frau in der Gesellschaft, Partnerbeziehung, soziale Schicht - beeinflußt die Gestaltung der Mutter-Kind-Beziehung und das Verhalten der Eltern bei der Ernährung des Kindes.

Anschrift des Verfassers

Dr. U. A. Hunziker
Universitäts-Kinderklinik
Steinwiesstraße 75

CH-8032 Zürich

Literatur

1. Ainsworth DS.
   Infant development and mother-infant interaction among
   Ganda and American families. In: Leiderman PH, Tulkin SR,
   Rosenfeld A (eds): Culture and infancy: Variations in the
   human experiences.
   New York, Academic Press, Inc. 1977;119-149.

2. Basler K, Largo RH, Molinari L.
   Die Entwicklung des Schlafverhaltens in den ersten fünf
   Lebensjahren.
   Helv Paed Acta 1980;25:211-223.

3. Bell SM, Ainsworth DS.
   Infant crying and maternal responsiveness.
   Child Dev 1972;43:1171-1190.

4. Brazelton TB.
   Crying in infancy.
   Pediatr 1962;29:579-588.

5. Brazelton TB, Tronick E, Adamson L, Als H, Wise S.
   Early mother-infant interaction. In: Parent-infant
   interaction.
   Ciba Foundation 33, Elsevier Excerpta Medica, North
   Holland 1975.

6. De Carvalho M, Robertson S, Fridman A et al.
   Effect of frequent breast-feeding on early milk
   production and infant weight gain.
   Pediatr 1983;72:307-311.

7. Drewett RF, Woolridge M.
   Sucking patterns of human babies on the breast.
   Early Human Dev 1979;3:315-320.

8. Hall B.
   Changing composition of human milk and early development
   of an appetite control.
   Lancet 1975;I:779-781.

9. Hunziker UA, Barr RG.
   Increased carrying reduces infant crying.
   Pediatr 1986;77:641-648.

10. Johnson P, Salisbury DM.
    Breathing and sucking during feeding in the newborn. In:
    Parent-Infant-Interaction.
    Ciba Foundation 33, Elsevier Excerpta Medica, North
    Holland 1975.

11. Largo RH, Hunziker UA.
    A developmental approach to the management of children
    with sleep disturbances in the first three years of life.
    Eur J Pediatr 1984;142:170-173.

12. Lind J, Vuorenkoski V, Wasc-Hoeckert O.
    The effect of stimulus on the temperature of the
    lactating breast of primipara. Psychosomatic Medicine in
    Obstetrics and Gynaecology.
    Karger, Basel 1972.

13. Ounsted M, Sleigh G.
    The infant's self-regulation of food intake and weight
    gain.
    Lancet 1975;I:1393-1397.

14. Parmelee AH.
    Ontogeny of sleep patterns and associated periodicities
    in infants.
    Mod Probl Paediat 1974;13:298-305.

15. Pollitt E, Wirtz S.
    Mother-infant feeding interaction and weight gain in the
    first month of life.
    J Am Diet Assoc 1981;78:596-601.

16. Richards MPM.
    Breast feeding and the mother-infant relationship.
    Acta Paediatr Scand Suppl 299, 1982;33-37.

17. Wasc-Hoeckert O, Lind J, Vuorenkoski V.
    The infant cry. A spectrographic and auditory analysis.
    Clin Dev Med 30, London, SIMP, Heinemann Med;
    Philadelphia, Lippincott 1968.

18. Wolff PH.
    The natural history of crying and other vocalizations in
    early infancy. In: Foss BM (ed.): Determinants of infant
    behavior IV.
    London, Methuen 1969;81-109.

Mechanismen der Hunger- und Sättigungsregulation im 1. Lebensjahr

G. Zoppi, Verona

Einleitung

Bekanntlich werden alle Säugetiere einschliesslich des Menschen "ad libitum" gestillt. Dieses ist durch eine doppelte Kontrolle, die auf der Milchsekretion und dem Sättigungsgefühl des Säuglings beruht, möglich. Im Zusammenhang mit neueren Überlegungen zur Pflege und Erziehung von Säuglingen und Kleinkindern, die im wesentlichen nach dem 2. Weltkrieg einsetzten, wurden die vorher üblichen starren Fütterungsregime bei künstlicher Ernährung weitgehend aufgegeben. Dieses wurde wesentlich erleichtert durch die Einführung von "adaptierten Säuglingsmilchnahrungen", die in einigen Zusammensetzungsmerkmalen der Frauenmilch angenähert sind und deren hoher Fettgehalt die Magenentleerung verzögert und damit weniger häufige Mahlzeiten erlaubt.

Diese Entwicklung wurde von der Kinderheilkunde weitgehend akzeptiert, ohne daß sie durch ausreichende Daten experimentell abgesichert war. Selbst Fomon, der in den sechziger und siebziger Jahren zahlreiche experimentelle Arbeiten auf diesem Gebiet durchführte, mußte 1974 bekennen (6):

- "We are only beginning to approach an understanding of the interrelationships between the many complex factors influencing food consumption during ad-libitum feeding of infants"
  und
- "Little is as yet known about differences in satiety value of foods of the same caloric density but with different percentages of calorie derived from protein fat and carbohydrate".

Im Zusammenhang mit den zahlreichen offenen Fragen wurden von unserer Arbeitsgruppe verschiedene Studien durchgeführt, um zu einer Klärung folgender Sachverhalte beizutragen:

1. Vorhandensein eines generellen Sättigungsmechanismus

2. Vergleiche zwischen "ad libitum" gestillten Säuglingen mit "ad libitum" künstlich ernährten Säuglingen

3. Abhängigkeit des Regulationsmechanismus bei "ad libitum"-Fütterung vom Säugling selbst oder von der Zusammensetzung seiner Milchnahrung

4. Metabolische Konsequenzen nach Fütterung verschieden zusammengesetzter Säuglingsmilchnahrungen

Material und Methoden

Es wurden 76 Neugeborene von der Geburt bis zum 4. Lebensmonat beobachtet. Nach normaler Verweildauer auf der Neugeborenenstation wurden die Säuglinge zu Hause weiterbeobachtet und untersucht. Säuglinge, deren Mütter genügend Milch produzierten, wurden gestillt. Durch regelmässige Kontrolle der Gewichtszunahme wurde sichergestellt, daß die Milchmenge ausreichend war.

Diejenigen Mütter, die nicht stillen konnten, erhielten Säuglingsmilchnahrungen, die sich in ihrer Zusammensetzung unterschieden, zusammen mit ausführlichen Anweisungen über deren Zubereitung. Die Mütter wurden ausdrücklich darauf verpflichtet, den Säugling bis zur Sättigung zu füttern, jedoch keinesfalls darüberhinaus (15,16,18). Sättigung wurde definiert als Weigerung, weitere Nahrung aufzunehmen.

Speziell für diese Studie ausgebildete Personen überprüften die Familien mindestens einmal in der Woche um sicherzustellen, daß die Anweisungen korrekt befolgt wurden. Die Kinder wurden jede Woche während der Beratungszeit untersucht und gleichzeitig das Wachstum protokolliert, um die Nahrungsmenge entsprechend anzupassen.

Im Laufe des 4. Lebensmonats wurde den Säuglingen bei einer routinemäßigen Blutuntersuchung zusätzlich 1 ml Blut entnommen. Das schriftliche Einverständnis der vorher informierten Eltern lag vor. Die Blutentnahmen wurden zwischen 9 und 10 Uhr morgens nach dreistündiger Nahrungskarenz durchgeführt. Die chemische Blutanalyse wurde in den Einzelheiten bereits in anderen Publikationen beschrieben (1,13,19,20). Die Ergebnisse sind als Durchschnittswerte ± Standardabweichung dargestellt.

Art der Nahrungen

Im Vergleich zu Frauenmilch wurden zwei im Handel erhältliche Säuglingsmilchnahrungen auf Kuhmilchbasis gefüttert. Dabei handelte es sich einerseits um eine Nahrung mit niedrigem Fettgehalt und Anreicherung mit Kohlenhydraten, andererseits um eine adaptierte Säuglingsmilchnahrung, deren Fettgehalt knapp 52% des Energiegehaltes betrug und deren Gehalt an ungesättigten Fettsäuren höher lag als der an gesättigten Fettsäuren.

Die beiden Säuglingsmilchnahrungen wurden in unterschiedlichen Konzentrationen aufgelöst, um dadurch voneinander verschiedene Energie- und Nährstoffgehalte zu erzielen. Da die Nährstoffzusammensetzung der beiden Nahrungen erheblich differierte, wurde deren Energiegehalt durch unterschiedliche Mengen an Eiweiß bzw. Fett bzw. Kohlenhydraten ganz wesentlich beeinflusst.

Die Prüfnahrungen wiesen folgende Zusammensetzungsmerkmale auf:
(Tab. 8 S. 122):

1. HM = Milch der eigenen Mutter
   Die Zusammensetzung wurde analytisch nicht überprüft, sondern die von Fomon veröffentlichten Daten (7) zum Vergleich herangezogen.

2. Säuglingsmilchnahrungen auf Kuhmilchbasis mit konventionellem Energiegehalt ($\hat{=}$ 65 kcal/dl)

   HP: Hoher Eiweißgehalt, relativ niedriger Fettgehalt, Mischung aus verschiedenen Kohlenhydraten

   LP: Adaptiert, niedriger Eiweißgehalt, relativ hoher Fettgehalt, Lactose als einziges Kohlenhydrat

3. Säuglingsmilchnahrungen auf Kuhmilchbasis mit hohem Energiegehalt (knapp 100 kcal/dl)

   HF: Adaptiert, normaler Gehalt an Eiweiß, Lactose als einziges Kohlenhydrat, hoher Fettgehalt

   HC: Normaler Eiweißgehalt, niedriger Fettgehalt, sehr hoher Gehalt an Kohlenhydraten

Ergebnisse

Die Tab. 9 zeigt die wichtigsten Daten über das Wachstum der untersuchten Säuglinge. Bei Ernährung mit einer adaptierten Säuglingsmilchnahrung (LP/HF) bzw. mit der Nahrung mit sehr hohem Kohlenhydratgehalt (HC) ergab sich eine signifikant höhere Gewichtszunahme im Vergleich zu Frauenmilch bzw. der Nahrung HP:

Tab. 9: Wachstumsdaten während der ersten vier Lebensmonate

| | Muttermilch | Säuglingsmilchnahrungen | | | |
| | | konventioneller Energiegehalt | | hoher Energiegehalt | |
	HM	HP	LP	HF	HC
Anzahl der Kinder	36	11	15	8	6
durchschnittliches Geburtsgewicht in g	3346 ± 461	3428 ± 407	3361 ± 356	3462 ± 530	3490 ± 625
durchschnittliches Gewicht in g am Ende der Beobachtungszeit	6696 ± 673	6152 ± 576	6900 ± 659	6942 ± 853	6317 ± 414
durchschnittliche Gewichtszunahme in g/d	24.3 ± 6.7	23.4 ± 4.1	28.6 ± 5.6	30.4 ± 3.7	29.2 ± 4.8
durchschnittliches Längenwachstum in cm/d	0.108 ±0.04	0.090 ±0.01	0.112 ±0.02	0.111 ±0.01	0.110 ±0.01
durchschnittliche Zunahme des Kopfumfangs in cm/d	0.056 ±0.01	0.050 ±0.01	0.055 ±0.01	0.058 ±0.01	0.060 ±0.01
Abkürzungen für die Nahrungen s. Text					

Tab. 8: Zusammensetzung der Prüfnahrungen

| Nährstoffe | Menge in verzehrs-fertiger Form | Mutter milch | Säuglingsmilch-nahrungen | | | |
| | | | konventio-neller Energie-gehalt | | hoher Energie-gehalt | |
		HM	HP	LP	HF	HC
Eiweiß	g/dl	1.1 (6.1)	2.5 (15.4)	1.3 (8.2)	1.9 (7.9)	1.6 (6.6)
Kasein	%	40	82	40	40	82
Molken-protein	%	60	18	60	60	18
Fett	g/dl	4.5 (56.2)	2.7 (38.4)	3.7 (51.9)	5.6 (52.5)	1.8 (17.0)
gesättigte Fettsäuren	%	50	65	40	40	65
ungesättigte Fettsäuren	%	50	35	60	60	35
Kohlenhydrate davon:	g/dl	6.8 (37.7)	7.5 (46.2)	6.4 (39.9)	9.6 (39.6)	18.2 (76.4)
– Laktose		6.8	3.6	6.4	9.6	2.4
– Saccharose		–	0.8	–	–	3.7
– Glucosepolymere (Maltodextrin)		–	3.1	–	–	12.1
Mineralstoffe	g/dl	0.2	0.4	0.3	0.5	0.3
Energie	kcal/dl kJ/dl	72 303	64 269	64 269	96 405	95 401

Die Ziffern in Klammern geben den prozentualen Gehalt der Nährstoffe an der Gesamtenergie an

Abb. 37 stellt die täglich aufgenommenen Mengen an Nahrung und Energie dar. Zum Vergleich werden die Ergebnisse von Fomon (8) herangezogen:

Abb. 37: Nahrungsmenge und Energieaufnahme bei den untersuchten Säuglingen

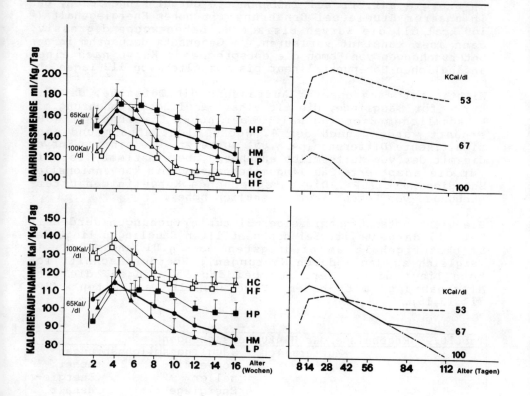

- Erläuterung der Abkürzungen s. Text und Tab. 8
- Kurven im rechten Teil der Abbildung zum Vergleich (8)

Sowohl Nahrungsvolumen als auch Energieaufnahme nehmen nach
der 4. Woche ab. Für gestillte Säuglinge ergibt sich ein
relatives Maximum in der 4. Woche mit anschliessendem
langsamen Abfall. Säuglinge, die mit Milchnahrungen mit hohem
Energiegehalt (HF und HC) gefüttert wurden, nahmen ein leicht
erniedrigtes Nahrungsvolumen und eine sehr viel höhere Menge
an Energie auf. Es sei insbesondere darauf hingewiesen, daß
in unserer Studie bei Ernährung mit hohem Energiegehalt ($\hat{=}$
100 kcal/dl) die Kurven bis zur 8. Lebenswoche degressiv,
dann aber konstant verlaufen. Im Gegensatz dazu nahm in den
Untersuchungen von Fomon die entsprechende Kurve nach einem
anfänglichen Höhepunkt linear bis zum Alter von 112 Tagen ab.

Wichtig ist nach unserer Auffassung die Tatsache, daß die
Kurve für Säuglinge, die mit einer Säuglingsmilchnahrung mit
herkömmlichem Energiegehalt, aber hohem Eiweißgehalt (HP)
ernährt wurden, nach der 4. Woche nicht abnahm und eine
signifikante Differenz ($p < 0.05$) aufweist. Die einzige Kurve,
die mit der von Muttermilch annähernd übereinstimmt, ist die
für die adaptierte Säuglingsmilchnahrung mit konventionellem
Energiegehalt (LP). Die entsprechende Kurve in den Untersuchungen von Fomon liegt wesentlich höher.

Die wichtigsten Ergebnisse der Blutuntersuchungen werden in
Tab. 10 dargestellt. Bei den gestillten Säuglingen liegt der
Stickstoffgehalt am niedrigsten ($p < 0.01$ und < 0.05 im
Vergleich zu den anderen Nahrungen). Überdurchschnittlich
hoch liegt dieser Wert nur bei den Säuglingen, die eine
Milchnahrung mit hohem Eiweißgehalt erhielten (HP)
(14,15,16).

Tab.10: Ergebnisse der Blutuntersuchungen		Muttermilch	Säuglingssmilchnahrungen			
			konventio- neller Energiegehalt		hoher Energie- gehalt	
		HM	HP	LP	HF	HC
Stickstoff	mg/dl	5.83 $\pm$ 1.59	15.3 $\pm$ 4.0	8.1 $\pm$ 1.1	7.6 $\pm$ 1.1	8.1 $\pm$ 1.0
Glucose	mg/dl	81.6 $\pm$ 8.3	76.8 $\pm$ 8.7	85.4 $\pm$ 21.3	91.9 $\pm$ 16.0	78.9 $\pm$14.9
Cholesterol	mg/dl	194.4 $\pm$24.4	166.2 $\pm$ 56.4	123.2 $\pm$ 23.4	100.5 $\pm$ 10.6	127.8 $\pm$31.1
Abkürzungen für die Nahrungen s. Text						

Mit Muttermilch ernährte Säuglinge wiesen die höchsten
Cholesteringehalte auf (p < 0.01 im Vergleich zu den anderen
Nahrungen). Die Cholesterinwerte bei Säuglingen mit künst-
licher Ernährung nehmen im Verhältnis zum Eiweißgehalt der
Milchnahrung ab (4,11). Ausserdem hängen sie auch von der
Zusammensetzung der Fettmischung ab (niedrigere Werte bei
Milchnahrungen mit hohem Anteil an pflanzlichen Fetten).

Auch der Glucosegehalt des Blutes ist nach Ernährung mit den
verschieden zusammengesetzten Milchnahrungen unterschiedlich.
Er ist bei der Nahrung HF, deren hoher Energiegehalt durch
einen hohen Fettanteil erzielt wird, am höchsten. Interessant
sind in diesem Zusammenhang die auf den Glucosestoffwechsel
bezogenen Hormone. Die ermittelten Werte liegen praktisch im
Normbereich mit Ausnahme der Nahrung HF im Vergleich zu
Muttermilch, insbesondere im Hinblick auf Insulin und
C-Peptide (Tab. 11):

Tab. 11: Ergebnisse von Hormonbestimmungen				
	Muttermilch	Säuglingsmilchnahrungen		
		konventio-neller Energiegehalt	hoher Energie-gehalt	
	HM	HP	LP	HF	HC
Insulin µU/ml (Normalwert = 3-18)	10.09 ± 8.20	± 6.96 ± 8.62	20.35 ± 3.48	25.63 ± 8.39	± 11.58 ± 9.94
C-Peptide ng/ml (Normalwert = 0.8-3.2)	0.92 ± 0.67	± 0.76 ± 0.52	1.75 ± 0.75	1.88 ± 0.9	± 0.97 ± 0.74
Glukagon pg/ml (Nw. = 90-200)	143.61 ± 39.54	291.0 ± 102.0	213.75 ± 45.35	277.5 ±110.26	286.67 ±163.78
Abkürzungen für die Nahrungen s.Text				

Diskussion

Unsere Untersuchung über die Sättigungsregulation wurde aus
ethischen Gründen an Säuglingen unter häuslichen Lebens-
bedingungen durchgeführt. Möglicherweise sind die Ergebnisse
daher nicht ganz exakt, haben sich aber trotzdem als signifikant und wiederholbar erwiesen. Nur teilweise erhielten wir
ähnliche Ergebnisse wie Fomon. Er hatte gezeigt (5,8,9,10),
daß Unterschiede im Energiegehalt der Milchnahrungen durch
das Sättigungsgefühl (definiert als Weigerung, weitere
Nahrung aufzunehmen) über das aufgenommene Nahrungsvolumen
reguliert werden.

Im Gegensatz zu seinen Ergebnissen zeigte sich in unserer Studie, daß die Sättigungsregulation nur bei gestillten Säuglingen oder bei Fütterung der adaptierten Säuglingsmilchnahrung intakt war. Bei Säuglingen, die mit der eiweißreichen Kuhmilchnahrung gefüttert wurden, konnte das Volumen und damit die Energieaufnahme nicht mehr gesteuert werden, so daß auch die Sättigungsregulation offensichtlich nicht mehr intakt war. Dieses steht möglicherweise im Zusammenhang mit einer höheren Eiweiß- und Mineralstoffaufnahme, die ihrerseits Durst verursacht. Das erklärt auch, warum diese Säuglinge höhere Blutstickstoffwerte aufweisen (14). Es sollten auch die Blutcholesterinwerte erwähnt werden, die bei den gestillten Säuglingen am höchsten lagen. Dieses hängt möglicherweise von der Zusammensetzung der menschlichen Milch ab (4,11,12).

Aus unseren Untersuchungen ergibt sich zunächst, daß Säuglinge bei Fütterung von eiweißreichen Nahrungen nicht "ad-libitum" ernährt werden sollten. Ausserdem können Säuglinge bei Fütterung hochkalorischer Nahrungen die Volumenaufnahme nur teilweise steuern; sie nehmen auch mehr Energie zu sich.

Die Ernährung mit hochkalorischen Nahrungen hat auch Auswirkungen auf den Bluthormonspiegel, deren Ursachen noch nicht genau geklärt sind. Es ergaben sich jedenfalls hohe Basalwerte der den Glucosestoffwechsel regulierenden Hormone (Insulin, C-Peptide und Glukagon). Bei gestillten Säuglingen bzw. bei Fütterung von adaptierter Säuglingsmilchnahrung traten diese Veränderungen nicht auf. Dabei sind wir uns selbstverständlich der Tatsache bewusst, daß die Interpretation eines einzigen Wertes statt eines Verlaufes problematisch und vom endokrinologischen Standpunkt aus nicht ganz korrekt ist. Dennoch spiegeln nach unserer Meinung diese Befunde die Ernährungsweise wieder und sind Folge einer fehlenden Sättigungsregulation. Dafür spricht auch, daß die Ergebnisse wiederholbar sind.

Aus diesen Befunden ergibt sich, daß Neugeborene und junge Säuglinge nur mit Muttermilch oder einer adaptierten Säuglingsmilchnahrung mit konventionellem Energiegehalt "ad-libitum" ernährt werden sollten. Adaptierte Säuglingsmilchnahrungen sollten die von der ESPGAN empfohlene Zusammensetzung aufweisen (2) und die einzige Nahrung während der ersten vier Lebensmonate sein (3,17).

Zusammenfassung

Die Untersuchung umfasste 76 Neugeborene in einem Zeitraum
von der Geburt bis zum 4. Lebensmonat. Alle Kinder waren
gesund und wurden zu Hause beobachtet. 36 Säuglinge wurden
"ad-libitum" gestillt, die anderen erhielten "ad-libitum"
verschiedene Säuglingsmilchnahrungen in unterschiedlichen
Konzentrationen, so daß auch deutlich unterschiedliche
Gehalte an Energie, Eiweiß, Fett und Kohlenhydraten resul-
tierten.

Die Sättigungsregulation erwies sich nur bei gestillten
Säuglingen oder bei Fütterung einer adaptierten Säuglingsmilchnahrung mit konventionellem Energiegehalt als intakt.
Die Säuglinge in den anderen Fütterungsgruppen zeigten
entweder hohe Blutstickstoffwerte oder hohe Basalwerte für
die mit dem Glucosestoffwechsel zusammenhängenden Hormone.
Als Konsequenz ergibt sich die Empfehlung, das Säuglinge nur
mit Muttermilch oder einer adaptierten Säuglingsmilchnahrung
mit konventionellem Energiegehalt "ad-libitum" ernährt werden
sollten.

Anschrift des Verfassers

Professor Dr. Guiseppe Zoppi
Servizio di Auxologia
Via Valverde 42

I-37122 Verona

Literatur *

1. Cecchettin M, Albertini A, Zoppi G, Lindall A.W.
   Radioimmunological methods in diagnosis of nutritional
   disturbances in infancy
   In: G. Zoppi, Metabolic-endocrine responses to food
   intake in infancy
   Monogr. Paediatr. 1982; 16,6-16

2. ESPGAN COMMITTEE ON NUTRITION
   Guidelines on infant nutrition. I. Recommendations for
   the composition of an adapted formula
   Acta Paediatr.Scand. 1977; Suppl.262

3. ESPGAN COMMITTEE ON NUTRITION
   Guidelines on infant nutrition. II. Recommendations for
   the composition of follow-up formula and beikost
   Acta Paediatr.Scand. 1981; Suppl.287

4. Fomon S J
   A pediatrician looks at early nutrition
   Bull. N.Y. Acad.Med. 1971; 47,569-578

5. Fomon S J, Thomas C N, Filer L J Jr., Ziegler E E,
   Leonard M T.
   Food consumption and growth of normal infants fed
   milk-based formulas
   Acta Paediatr.Scand. 1971; Suppl.223

6. Fomon S J.
   Infant nutrition
   2nd ed. W.B. Saunders Co. Philadelphia 1974; p. 20-33

7. Fomon S J.
   Infant nutrition
   2nd ed. W.B. Saunders Co. Philadelphia 1974; p. 362

8. Fomon S J, Filer L J Jr., Thomas L N, Anderson T A,
   Nelson S F.
   Influence of formula concentration on caloric intake and
   growth of normal infants
   Acta Paediatr.Scand. 1975; 64,172

9. Fomon S J, Thomas L N, Filer L J Jr., Anderson T A,
   Nelson S E.
   Influence of fat and carbohydrate content of diet on
   food intake and growth of male infants
   Acta Paediatr.Scand. 1976; 65,163

* Diese Publikation beruht teilweise auf einem Vortrag, der
auf dem Kongress "Nutrition in Early Life" im Mai 1983 in
Verona gehalten wurde. Ausführliche Fassung (20)

10. Fomon S J, Ziegler E E, Filer L J Jr., Anderson T A, Edwards B B, Nelson S E.
    Growth and serum chemical values of normal breast fed infants
    Acta Paediatr.Scand. 1978; Suppl. 273

11. Friedman G, Goldberg S J.
    Concurrent and subsequent cholesterols of breast - and formula - fed infants
    Am. J. Clin. Nutr. 1975; 28,42-45

12. Marmot M G, Page C M, Atkins E, Douglas J W B.
    Effect of breast-feeding on plasma cholesterol and weight in young adults
    J. Epidem. Community Health 1980; 34,164-169

13. Zamboni G, Albertini A, Zoppi G, Cecchettin M.
    Parathyroid hormone and calcitonin in glucose regulation
    Eur. J. Pediatr. 1980; 135,195-198

14. Zoppi G, Zamboni G.
    Mechanism of diet-induced ureamia and acidosis in infants
    Eur. J. Paediatr. 1977; 125,197-204

15. Zoppi G, Zamboni G, Siviero M, Bellini P, Lanzoni Cancellieri M.
    Gamma-globulin level and dietary protein intake during the first years of life
    Pediatrics 1978; 62,1010-1018

16. Zoppi G, Gerosa F, Pezzini A, Bassani N, Rizzotti P, Bellini P, Todeschini G, Zamboni G, Vazzoler G, Tridente G.
    Immunocompetence and dietary protein intake in early infancy
    J. Pediatr. Gastroenterol. Nutr. 1982; 1, 175-182

17. Zoppi G, Mantovanelli F, Cecchettin M.
    Metabolic-endocrine responses to feeding different formulas during the first months of life
    In: G. Zoppi, Metabolic-endocrine responses to food intake in infancy
    Monogr. Paediatr. 1982; 16,88-95

18. Zoppi G, Gasparini R, Mantovanelli F, Gobio-Casali L, Astolfi R, Crovari P.
    Diet and antibodies response to vaccinations in healthy infants
    Lancet 1983/2; 11-13

19. Zoppi G, Mantovanelli F, Cecchettin M.
Metabolic-endocrine responses to feeding different formulas during the first months of life
In: G. Zoppi, Metabolic-endocrine respones to food intake in infancy
Monogr. Paediatr. 1982; 16,88-95

20. Zoppi G, Mantovanelli F, Gobio Casali L, Astolfi R, Cecchettin M.
Effects of the Composition and Caloric Value of Infant Formulas on Intake and Hormone Levels
J. Pediatr. Gastroenterol. Nutr. 1986; 5:756-761